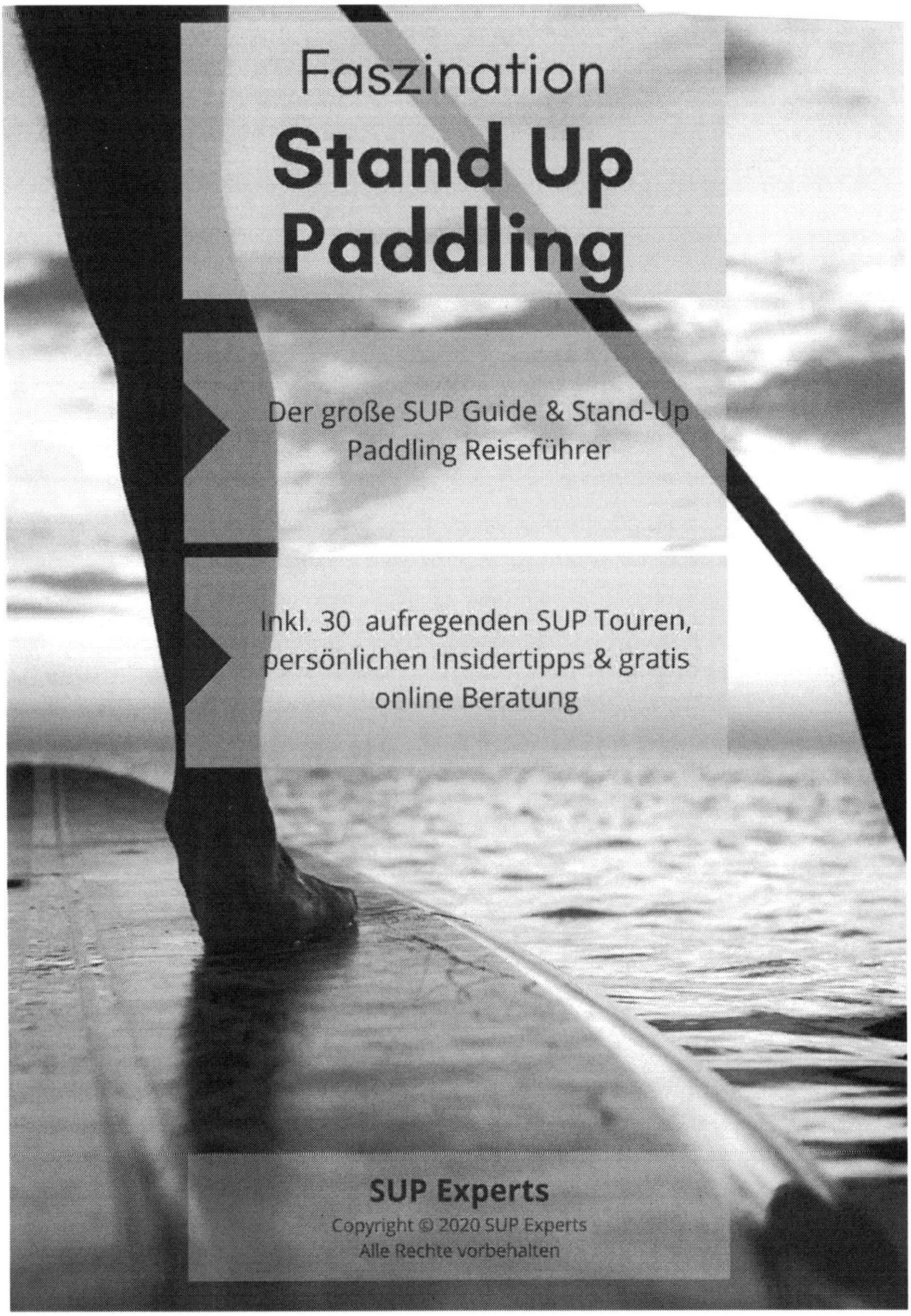

Faszination
Stand Up Paddling

Der große SUP Guide & Stand-Up Paddling Reiseführer

Inkl. 30 aufregenden SUP Touren, persönlichen Insidertipps & gratis online Beratung

SUP Experts

Du würdest gerne kostenlos neue Bücher der AU Mediengruppe Probelesen?
Schreib uns einfach eine kurze Email an
bkwmmedia@gmail.com

Vorwort

Eine neue, faszinierende Facette in der Welt des Wassersports: Der Sportler steht auf einem überdimensionalen Surfbrett und bewegt sich mit einem langen Stechpaddel vorwärts.

Stand Up Paddling ist nicht nur ein neuer Trendsport, sondern auch eine unvergleichlich spaßige Angelegenheit!

Es ist ein hervorragendes Ganzkörperworkout und dabei bietet es die Möglichkeit wunderschöne, einsame Landschaften zu erkunden. Mit der geeigneten Kleidung ist dies sogar im Winter möglich!

Wer sich ein bisschen mehr Action wünscht kann sich auch an Wildwasser-SUP oder an einem Rennen ausprobieren.

Was könnte vergnüglicher sein, als einfach aufs Wasser zu gehen und drauf los zu paddeln?

Stand Up Paddling ist keine große Herausforderung – es ist ein Sport der auch für ungeübte Wassersportler jeden Alters und Können zu erlernen ist.

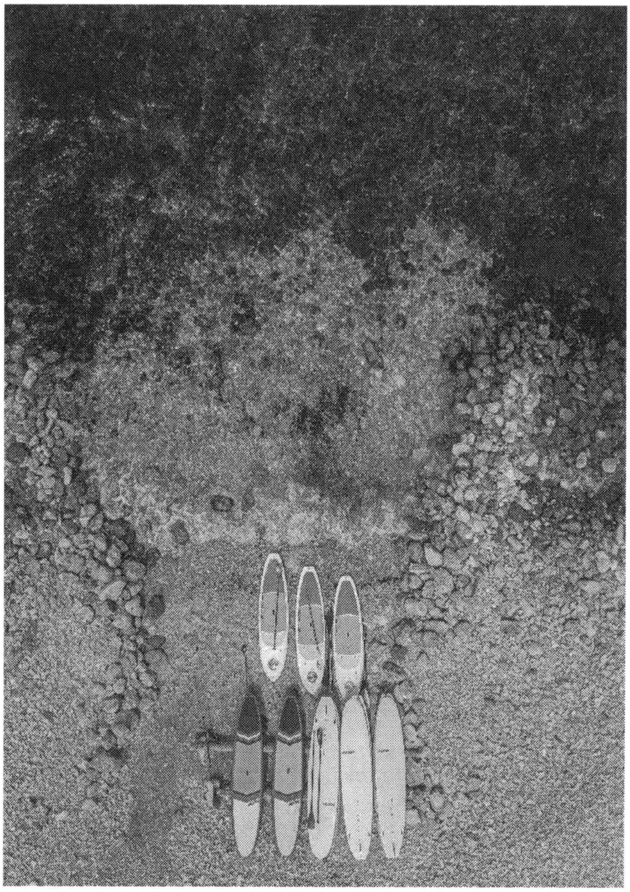

Inhaltverzeichnis

1. Faszination Stand Up Paddling (SUP) – Mehr als nur ein Hype

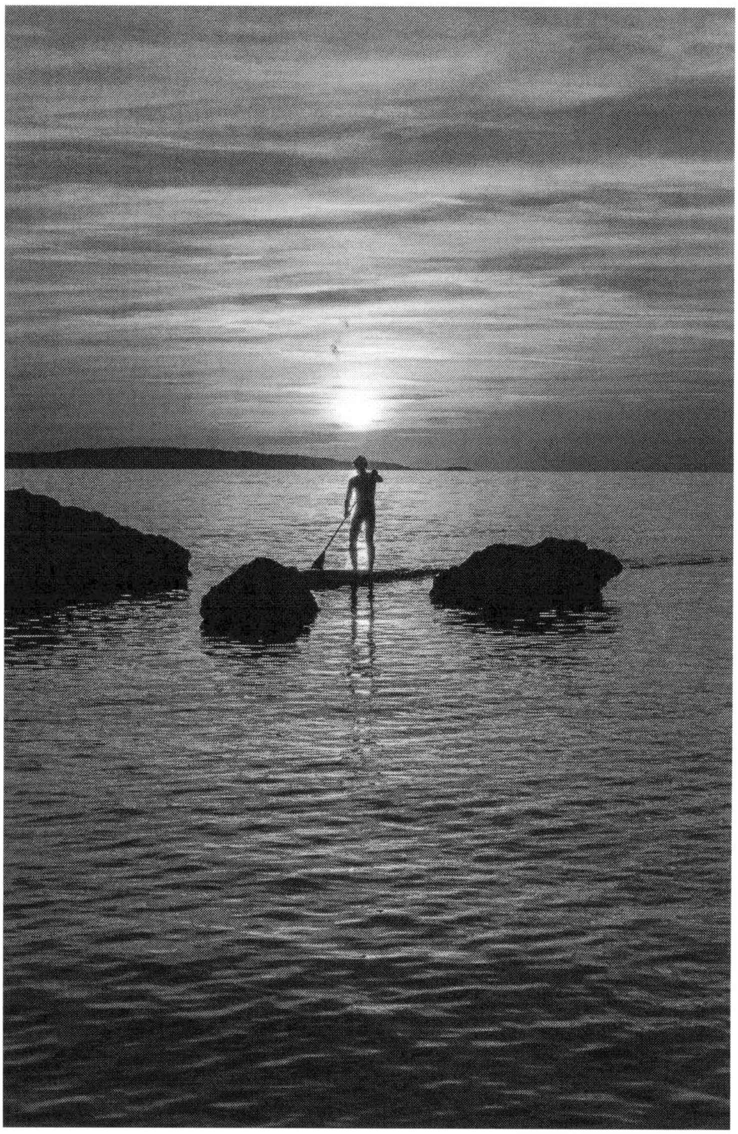

a. Ursprung

Das Stand Up Paddling ist eine noch recht junge Sportart. Ihre Geschichte reicht allerdings weit zurück. Es gibt Erzählungen von Menschen auf hölzernen Brettern, Floßen oder kleinen Booten, die sich stehend mithilfe eines Paddels fortbewegt haben.

Vor 3000 Jahren beispielsweise, benutzen peruanische Fischer ein kleines, flaches Schilfkanu, das „Caballito de totora". Sie standen darauf und bewegten sich mit Bambuspaddeln fort, auf der Suche nach den ertragreichsten Fischgründen.

Auch die Polynesier nutzen Kanus und Bretter, auf denen sie stehend über Riffe hinauspaddelten um fischen zu können.

Die israelisch-arabische Form des SUP wird seit dem 8. Jahrhundert praktiziert - Die Fischer stehen auf ihren „Hasakes", großen, bootartigen Surfbrettern und nutzen Stechpaddel zur Fortbewegung. Diese Art der Wasserfortbewegung diente Rettungsschwimmern in Tel Aviv, die ab den 1930ern so den Badegästen zu Hilfe eilten.

Vor allem Surflehrer auf Hawaii machten diese Trendsportart bekannt. Sie nutzen die Möglichkeit ihre Gruppe im Stehen zu überblicken und den Swell besser voraussehen zu können. In den 1950er Jahren waren sie es, die stehend auf einem Longboard hinauspaddelten, um von den Surftouristen Fotos zu machen.

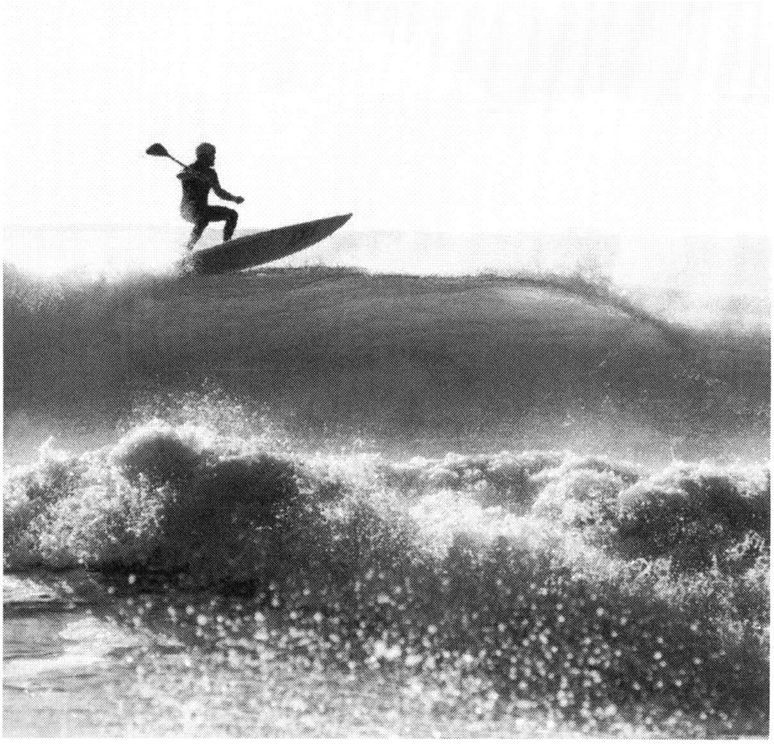

b. Entwicklung

Dieser zuvor beschriebene Trend hielt bis in die 60er und 70er Jahre an.

Die Longboards wurden kürzer und wasserdichte Kameras wurden entwickelt. Damit verlor auch das SUP-Surfen an Bedeutung.

Nur wenige Pioniere, wie beispielsweise John Zabatocky, der noch heute mit über 80 Jahren surft, entdeckten den Spaß am SUP-Surfen als eigene Sportart und surften weiter mit dem Paddel.

Im Jahr 2000 gab es eine lange Swellpause im Jahr 2000. Diese sorgte dafür, dass weltbekannte Surfer wie Laird Hamilton und Robby Naish dem SUP-Surfen wieder zu neuer Popularität verholfen. Sie kamen auf die Idee, ihre Boards für Fitness Workout zu nutzen und merkten dabei schnell, wie viel Spaß das SUP-Surfen macht und welches Potential das SUP-Surfen auch für Freitzeitsportler und besonders auf Flachwasser birgt. 2004 brachte Brian Keaulana die Disziplin SUP-Surfen in den bekannten Contest seines Vater, dem Big Board Classic in Makaha mit ein und erhöhte dadurch seinen Bekanntheitsgrad. Heute sind es vor allem Hollywood-Stars, die durch das SUP-Surfen ihre Fitness stärken und damit den Sport zu weiterer Bekanntheit verhalfen.

Als 2007 dann das erste iSUP (Inflatable Stand Up Paddleboard) auf den Markt kam, vergrößerte sich die Zielgruppe erheblich. Man sah Stand Up Paddling jetzt nicht nur als Sport, sondern auch als Freizeitbeschäftigung. Yoga- und Fitnessbegeisterte sahen das SUP als spannende Ergänzung und erweiterten den Bereich.

c. Zukunft

Das Stand Up Paddling ist längst mehr als nur ein Freizeitsport. Es werden bereits professionelle Wettkämpfe ausgetragen – zwar noch nicht in der Größenordnung des Surfen oder Kanufahren, da sich das SUP aber wachsender Beliebtheit erfreut, ist auch das nur noch eine Frage der Zeit.

Eine Weltmeisterschaft ist bereits in Planung und es wird sogar diskutiert ob das SUP bald eine Disziplin bei Olympia werden soll!

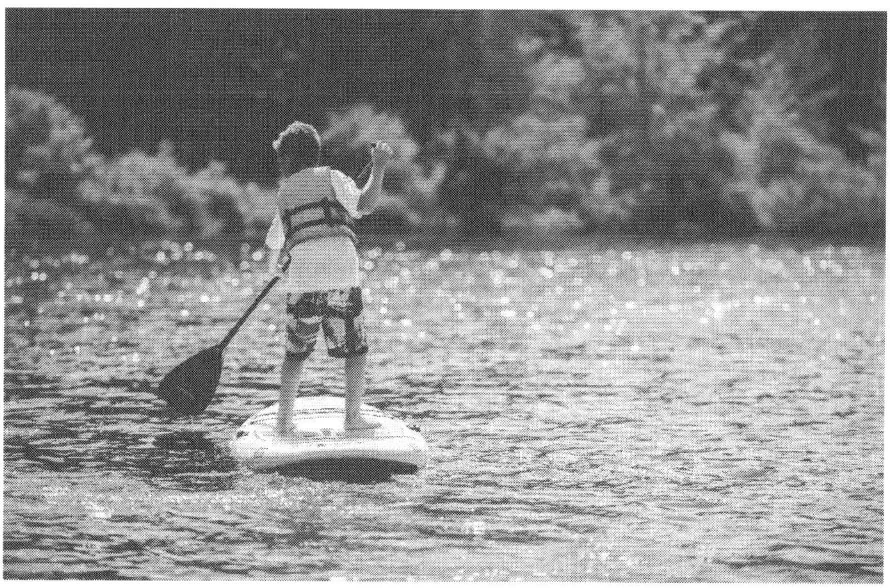

2. Vorbereitung ist das halbe Leben - Ausrüstung

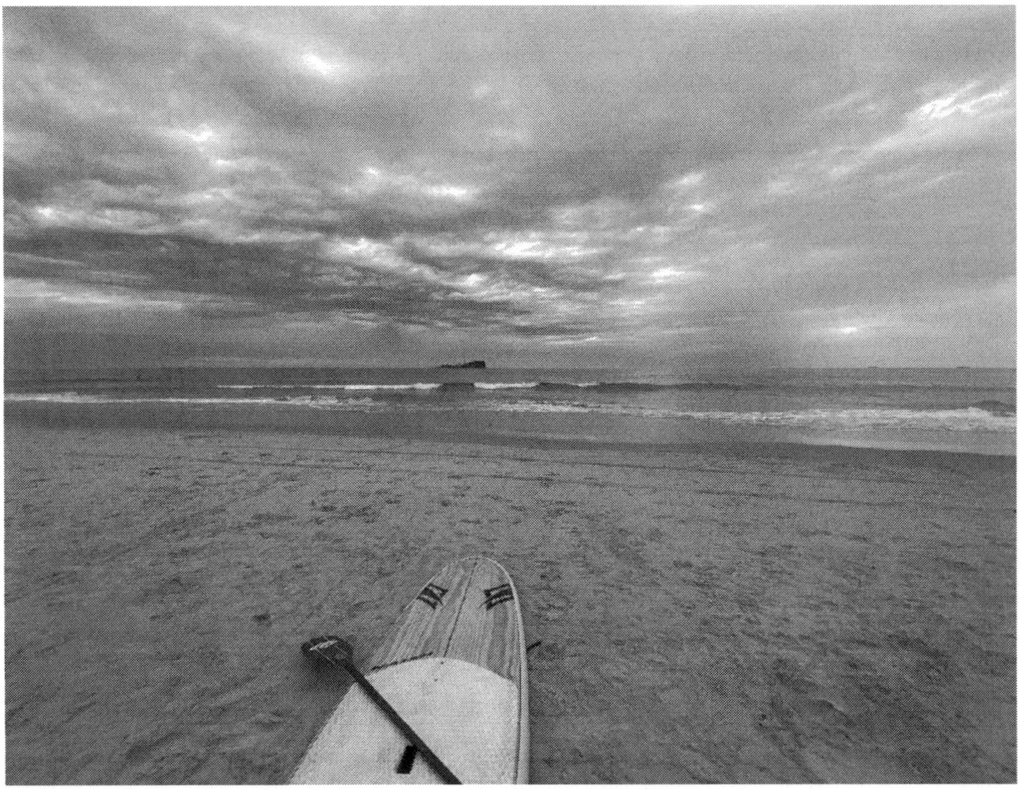

a. Board

Das Stand Up Paddling Board, auch SUP, ist dein wichtigstes Ausrüstungsstück und deine größte Investition in dein neues Hobby.

Es gibt verschiedene Boards: Hardboards und aufblasbare Boards (inflatable SUP/iSUP). Welches Board du dir zulegst, hängt von deiner Paddelaktivität ab – beim Wildwasserpaddeln beispielsweise wirst du ein anderes Board brauchen als bei Langstreckentouren.

Zusätzlich spielt bei der Wahl des geeigneten Boards auch deine Größe, dein Gewicht und dein vorhandener Stauraum eine Rolle.

Stand Up Paddling Boards gibt es in zig verschiedenen Variationen. Ich möchte dir einen ersten groben Überblick geben.

Zum einen gibt es die „Hardboards". Das sind laminierte Bretter aus Plastik, Holz oder Carbon. Sie sind günstig in der Anschaffung, sehr stabil auf dem Wasser und im Grunde unsinkbar. Durch ihre starre Form sind sie aber nicht flexibel einsetzbar und der Transport gestaltet sich oft schwierig. Diese Boards sind etwa 6 Zoll (15cm) dick. Dadurch kann es mehr Gewicht tragen.

Zum anderen gibt es die aufblasbaren Boards auch „iSUP" genannt. Sie werden mit Luft aufgepumpt. In ihrem Inneren befinden sich tausende Polyesterfäden, die für die Stabilität des Brettes sorgen. Sie helfen dabei, dass sich das Board nicht verformt. Für Anfänger ist ein iSUP ideal, es ist leicht zu transportieren, da man es ohne Luft ganz leicht zusammen rollen kann, und man fällt weicher als auf ein Hardboard. Es hat ein geringeres Gewicht und ist nicht so anfällig für Kratzer. Generell ist es sehr robust gegenüber Schlägen von stumpfen Gegenständen oder Stürzen. Das Board ist in etwa 4 Zoll (10cm) dick, einfacher zu drehen und kippstabiler.

Alle Boards besitzen „Finnen". Das sind kleine feststehende Ruder bzw. Flossen an der Unterseite und am hinteren Ende und dienen der Richtungsstabilität.

Eine lange, hohe Finne sorgt für maximale Stabilität und einen besseren Geradeauslauf, aber durch den erhöhten Widerstand auch für weniger Geschwindigkeit und Wendigkeit.

Die **Single Fin**, eine einzelne kleine Finne in der Mitte des Boards sorgt für einen guten Geradeauslauf, sowie für eine schnelle und wendige Fortbewegung. Sie bietet aber wenig Halt in der Welle und ist somit eher für Flachwasser und bei Raceboards üblich.

Die **Twin Fin** beschreibt zwei große seitliche Finnen und keine Mittelfinne – diese Boards sind schnell und perfekt für die Welle.

Die **2+1** Anordnung beschreibt eine große Mittelfinne und zwei kleine Seitenfinnen. Diese Boards sind ebenfalls stabil in der Welle, haben zusätzlich aber einen guten Geradeauslauf.

Die Anzahl und Anordnung der Finnen unterscheidet sich je nach Board-Typ.

Die Größen eines SUP-Boards werden meist in Fuß und Zoll angegeben. 1 Fuß entspricht dabei ca. 30,48cm und ein Zoll ca. 2,54cm.

Es gibt verschieden Board-Typen: Je länger und schmäler ein Board ist, desto schneller und schwieriger zu balancieren ist es.

Das **Allround** Board: Ein großes Board, das kippstabil auf dem Wasser aufliegt und gut zu fahren ist. Auf stillem, mäßig-fließendem Gewässer ist es ideal, im Meer mit leichtem Wellengang ist es auch gut zu nutzen. Für Wettkämpfe ist dieses Board nicht geeignet. Die Größe beträgt zwischen 10‘2 (10 Fuß + 2 Zoll) und 11‘2 (11 Fuß + 2 Zoll).

Das **Touring** Board: Dieses Board ist wie das Allround Board aufgebaut, aber etwas länger und mit einem Gepäcknetz versehen. Es ist für lange Touren gedacht und hat eine Länge von 11’2 bis 12‘6.

Das **Race** Board: Es ist lang und schmal und damit für hohe Geschwindigkeiten und Wettkämpfe gemacht. Dieses Board ist am schwierigsten zu fahren. Es besitzt kein Gepäcknetz. Die Länge beträgt 12’ bis 14’.

Das **Wave** Board: Es ist kürzer und wendiger, mit 3 bis 5 Finnen ausgestattet, hat aber keine Mittelfinne. Es bietet mehr Halt in der Welle und ist 7' bis 10' lang.

Das **Yoga** Board: Es ist breiter und besitzt eine rutschfeste Oberfläche. Es hat Tragegriffe an der Seite und oft auch eine Paddelhalterung. Es ist besonders kippstabil und eher langsam.

Das **Family** Board: Aufgebaut wie das Allround Board, nur eine Nummer größer. Mit einer Länge ab 15' bietet es mehreren Personen Platz.

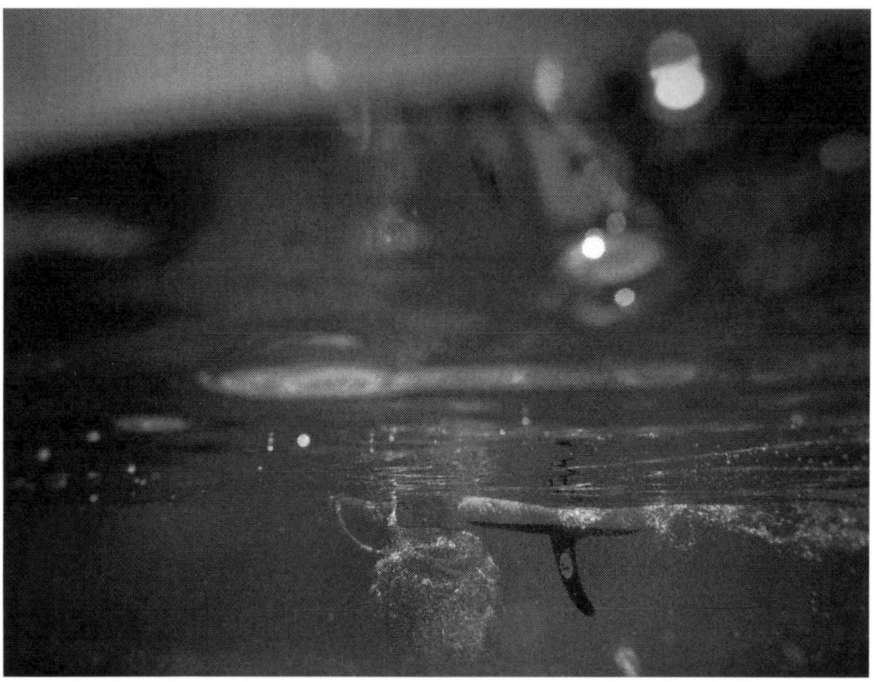

b. Paddel

Paddel gibt es in den verschiedensten Materialien, unter anderem Aluminium, Fieberglas, Carbon oder einer Mischung aus den genannten.

Ein Paddel besteht immer aus einem Griff, einem Schaft und einem Blatt.

Der Griff ist am oberen Ende, er hat die Form eines T oder eines runden Knaufs. Der Schaft verbindet den Griff mit dem Blatt. Das Blatt ist in der Regel etwas abgerundet – der Winkel zeigt beim Paddeln nach vorne.

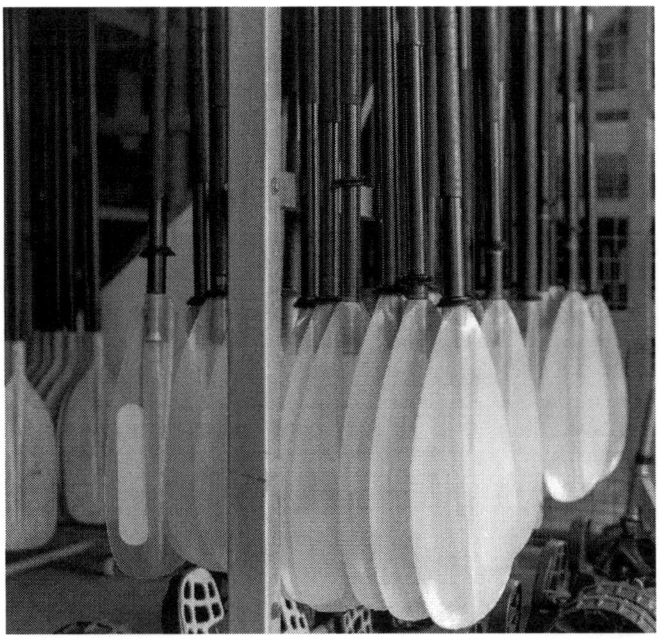

Ein **Aluminium**-Paddel ist gerade für Anfänger geeignet, da es die kostengünstigste Variante ist. Es ist schwer und robust. Oft gibt es längenverstellbare Modelle. Damit kann man auf praktische Weise experimentieren und die richtige Länge für sich selbst finden. Außerdem kann so ein Paddel von mehreren Personen mit verschiedenen Längenanforderungen genutzt werden.

Fiberglas-Paddel sind leichter und flexibler, dabei aber schon hochpreisiger.

Paddel aus **Carbon** sind unglaublich leicht. Sie sind robust und steif. Diese Paddel sind am teuersten.

Manchmal findet man auch Paddel aus **Holz oder Bambus** – sie sind vom Preis-Leistungs-Verhältnis aber nicht zu empfehlen.

Ein Paddel sollte zwischen 15 und 25cm länger als deine eigene Körpergröße sein. Paddel für Wellen sind ein bisschen kleiner. Hier gilt: Einfach ausprobieren mit welcher Länge du dich wohl fühlst.

Je größer das Paddel, desto mehr Vortrieb, aber auch mehr Kraft wird benötigt. Mit einem kleinen Paddel ist eine leichtere und schnellere Paddelfolge möglich. Generell gilt: Eine große, schwere Person sollte eher zu einem großen, schweren Paddel greifen; eine kleine, leichte Person dagegen zu einem kleineren, leichteren Paddel.

Ist der Schaft des Paddels flexibel, werden die Gelenke des Paddlers eher geschont. Ist der Schaft hingegen eher steif, kann mehr Kraft übertragen werden.

c. Leash

Die Leash oder Leine ist ein Band, das dich mit deinem Board verbindet. Um das Fußgelenk getragen oder an der Schwimmweste befestigt, verhindert es im Falle eines Sturzes das Abtreiben deines Boards.

So eine Leine kennst du vielleicht schon vom Surfen – hier ist aber darauf zu achten, dass eine normale Surfer-Leash für das Stand Up Paddling nicht geeignet ist. Das Band würde hinter dir im Wasser schleifen und bremsen. Außerdem kann es sich so leicht in Treibgut, Ästen oder ähnlichem verfangen und dich ruckartig vom Board reißen. Es kann dich sogar unter Wasser ziehen – hier besteht Lebensgefahr!

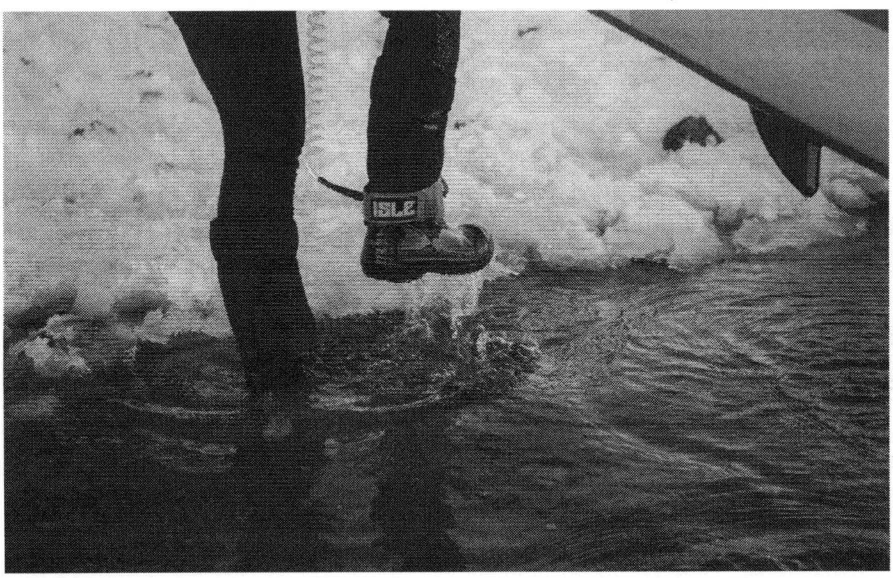

Besser sind die Coiled-Leashes, die extra für das SUP angefertigt werden. Diese Leine ist spiralförmig aufgerollt und entfaltet erst bei einem Sturz seine volle Länge. Es dient somit als flexibles Seil, das deine Sicherheit erhöht. Die Leinen bestehen aus einer 6 bis 8 mm dicken Polyethylen-Schnur. Polyethylen ist ein elastisches Material, welches die Kräfte zwischen Board und Körper im Falle eines Sturzes gut abfedert.

Befestigt wird die Coiled-Leash mit D-Ringen am Board und mit einem Klettverschluss-Band an Deinem Fußgelenk oder der Schwimmweste. Achte darauf, dass es sich am Fuß gut anfühlt und die Beweglichkeit nicht einschränkt aber trotzdem fest sitzt. Ideal ist es, wenn du das Band nach einer Weile gar nicht mehr bemerkst.

Wenn du einen Fluss mit Strömung oder Stromschnellen befährst, empfiehlt es sich die Leine an deiner Weste zu befestigen. Am Fuß könnte sie dich möglicherweise unter Wasser ziehen. Die meisten Coiled-Leashes haben eine extra Befestigung für Wildwasser mit einem „Quick-Release", ein Mechanismus mit dem die Leine in Sekundenschnelle gelöst werden kann.

d. Schwimmweste

Eine Schwimmweste auf dem SUP-Board zu tragen macht Sinn, denn sie kann dir in lebensbedrohlichen Situationen das Leben retten.

Wenn du dich in Gewässer begibst, in denen mit Strömungen, Wellen oder anderen Gefahren zu rechnen ist, ist das Tragen einer Rettungsweste Pflicht!

Die Schwimmwesten haben verschiedene Klassifizierungen, der Auftrieb wird hierbei in Newton (N) angegeben. Eine Weste mit 50 N hat beispielsweise nur einen geringen Auftrieb, sie hält dich nur im Notfall über Wasser. Eine Weste mit 100 N dagegen ist bereits eine richtige Rettungsweste. Eine Rettungsweste besitzt zusätzlich noch eine Art Kragen, der dafür sorgt, dass der Kopf einer ohnmächtigen Person über Wasser gehalten wird.

Je nach Gewässer und persönlicher Schwimmfähigkeit solltest du die für dich passende Schwimmweste wählen.

Auch hier gilt: Die Weste sollte gut sitzen und deine Bewegungen nicht einschränken.

e. Dry Bag

Ein Dry Bag ist eine wasserdichte Tasche oder ein Beutel. Es gibt sie in verschiedenen Größen und Ausführungen, beispielsweise als Bauchtasche oder Rucksack. Sie haben einen speziellen Verschluss, der zusätzlich mit Clips gesichert ist. Besonders praktisch ist, dass sie schwimmfähig sind und perfekt im Gepäcknetz deines Boards untergebracht werden können.

Du kannst so Wechselkleidung, Handy und Schlüssel sicher verstauen.

f. Neoprenanzug / SUP-Suit

Ein Neoprenanzug oder SUP-Suit hält den Körper auch bei Minusgraden warm. Die Gewässer können im Frühjahr noch sehr kalt sein!

Es gibt verschiedene Stärken und Ausführungen der Anzüge. Je dicker das Neopren, desto wärmer ist es. Sechs Millimeter sind wintertauglich, zwei bis drei Millimeter sind bei Wassertemperaturen um 20°C zu empfehlen.

Gängige Neoprenanzüge haben lange Beine und Ärmel, es gibt sie aber auch in kürzeren Versionen, welche die Beine und Arme teilweise freilassen.

Auch an heißen Tagen sollte man die Auswirkung von Wind und Wasser auf der Haut nicht unterschätzen. Für solche Touren empfiehlt sich ein sogenanntes Lycra. Es sieht aus wie ein eng anliegendes T-Shirt und besteht aus schnelltrocknendem Material, das einen hohen UV-Schutz bietet. In Kombination mit Shorts oder Badebekleidung ist ein Lycra also das perfekte SUP-Outfit für den Sommer.

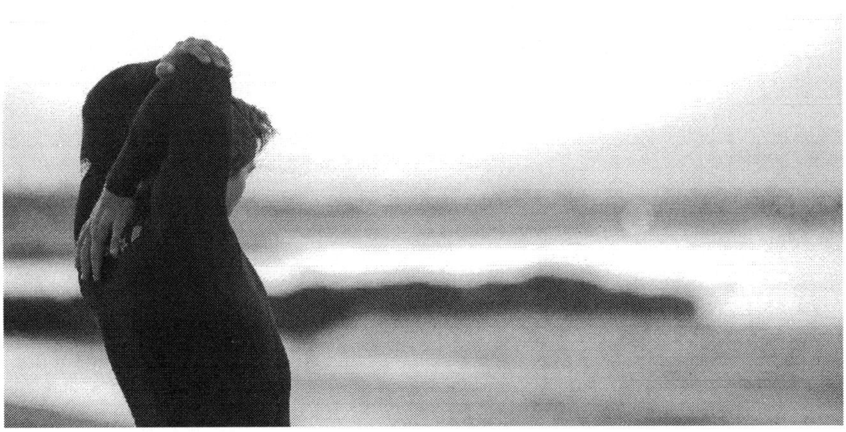

g. Helm

Helme sind bei Wasseraktivitäten generell sinnvoll. Geeignet sind hier sämtliche Helme aus dem Kajak-Sport. Der Vorteil ist hier, dass so auch die Ohren geschützt werden.

Wenn das Wasser trüb ist und man nicht erkennen kann welche Steine oder sonstige Hindernisse sich im Wasser befinden, kann das Tragen eines Helmes Leben retten.

Ein fester, bequemer Sitz ist Pflicht.

3. Good to know – Grundlegendes Basiswissen

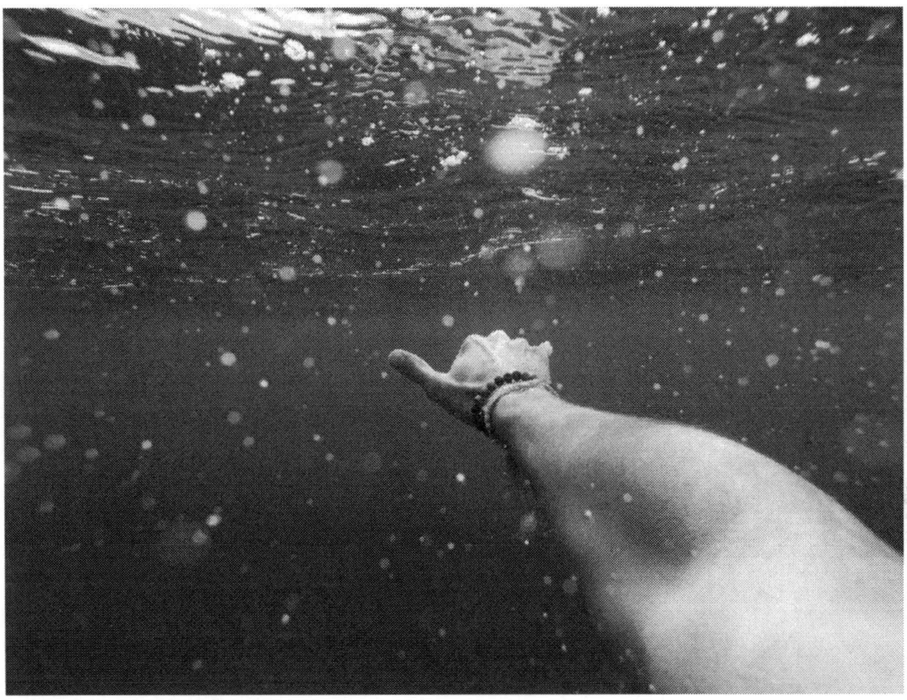

a. Haltungen auf dem Board

Kniehaltung: Du kniest auf deinem Brett, Blick geht nach vorne über den Bug, dann fängst du an zu paddeln. Das erste Mal auf dem Board solltest du dich nur so fortbewegen um ein Gefühl für das Brett, das Wasser und das Paddel zu bekommen. Schule deinen Gleichgewichtssinn auf dem Wasser mit dieser Haltung.

Am Anfang einer Tour, die im flachen Gewässer startet, empfiehlt es sich immer zuerst auf den Knien zu paddeln, da ein Sturz so leichter vermieden werden kann, und selbst wenn, nicht zu schlimmen Verletzungen führt.

Paddelhaltung: Auf dem SUP-Brett stehst du meist hüftbreit, locker, mittig vom Board. Deine Beine sind leicht gebeugt, dein Blick geht nach vorne.

Surfstand: Bei dieser Haltung sind deine Beine nicht parallel nebeneinander, sondern stehen voreinander auf dem Brett, dein Körper ist parallel zur Brettkante. Diese wird gerne bei turbulenteren Strecken und Wellen eingenommen, da man nicht so leicht nach hinten umkippen und das Gleichgewicht verlieren kann.

b. Paddelgriff + Paddelbewegung

Um das Paddel richtig zu halten, greifst du mit einer Hand ans obere Ende des Schafts an den Griff. Die andere Hand platzierst du circa in der Mitte des Schafts.

Die obere Hand ist hierbei immer die Hand, die gegensätzlich zur Paddelseite liegt – das heißt, wenn du auf der rechten Seite des Boards paddelst, liegt die linke Hand am Knauf.

Das gebogene Paddelblatt zeigt dabei immer nach vorne, weg von dir.

Die Paddelbewegung lässt sich in drei Phasen aufteilen: In der ersten Phase tauchst du das Paddel so weit wie möglich Richtung Bug auf einer Seite des Boards komplett ins Wasser ein. In der zweiten Phase ziehst du das Paddel zu dir heran, bis auf die Höhe deiner Füße. Dabei bleiben die Arme gestreckt. Die Kraft wird nicht aus dem Ellenbogen, sondern aus dem Rumpf mobilisiert. In Phase drei wird das Paddel aus dem Wasser gehoben und wieder weit vorne ins Wasser eingetaucht. Darauf folgt dann wieder Phase eins, usw.

Nach 3 bis 4 Zügen wird dann die Paddelseite gewechselt um nicht im Kreis zu fahren. Gelenkt wird damit über die Paddelseite.

Es gibt verschiedene Paddelschläge, die ich dir gerne kurz vorstellen möchte:

<u>Stoppschlag</u>: Dabei stichst du dein Paddel gerade ins Wasser neben dich. Gegebenenfalls kannst du auch rückwärts paddeln. Das sorgt dafür, dass das Board sehr schnell an Fahrt verliert und die Richtung zur Schlagseite ändert. Wenn du den Stoppschlag erst auf der einen und dann direkt auf der anderen Seite ausführst, kannst du so anhalten.

<u>Bogenschlag</u>: Das Paddel wird hinten eingestochen und in einem Halbkreis nach vorne zum Bug gezogen. Damit lenkst du in die entgegengesetzte Richtung.

Crossbow: Der Bogenschlag wird auf der anderen Seite weitergeführt, indem du am Bug das Paddel aus dem Wasser hebst und auf der anderen Seite des Boards wieder eintauchst. Dann vollführst du einen weiteren Halbkreis, diesmal von vorne nach hinten zum Heck. Du kannst dich so mit nur einem Schlag um 180° drehen.

c. Pflege und Wartung

Damit du lange Freude an deiner SUP-Ausrüstung hast, solltest du ihr eine dementsprechende Pflege zukommen lassen.

Das Board möglichst im Schatten lagern, denn durch UV-Strahlung und Hitze kann es zu Delaminierung, Ausbleichen und Beschädigungen der Oberfläche kommen.

Du solltest auch versuchen jegliche Zusammenstöße zu vermeiden – halte zu anderen SUPlern, sowie Felsen, Klippen und Inseln immer ausreichend Abstand.

Achte immer auf die Finne deines Boards. Stelle dich nicht auf dein Board solange es sich in flachem Wasser befindet und versuche trübe Stellen im Gewässer zu vermeiden. Oft treiben Hindernisse unsichtbar unter der Oberfläche.

Stelle dich an Land **nicht** auf dein Board, es ist nicht dafür ausgelegt Belastungen auf harten Oberflächen auszuhalten. Es können sich sonst Beulen und Dellen bilden.

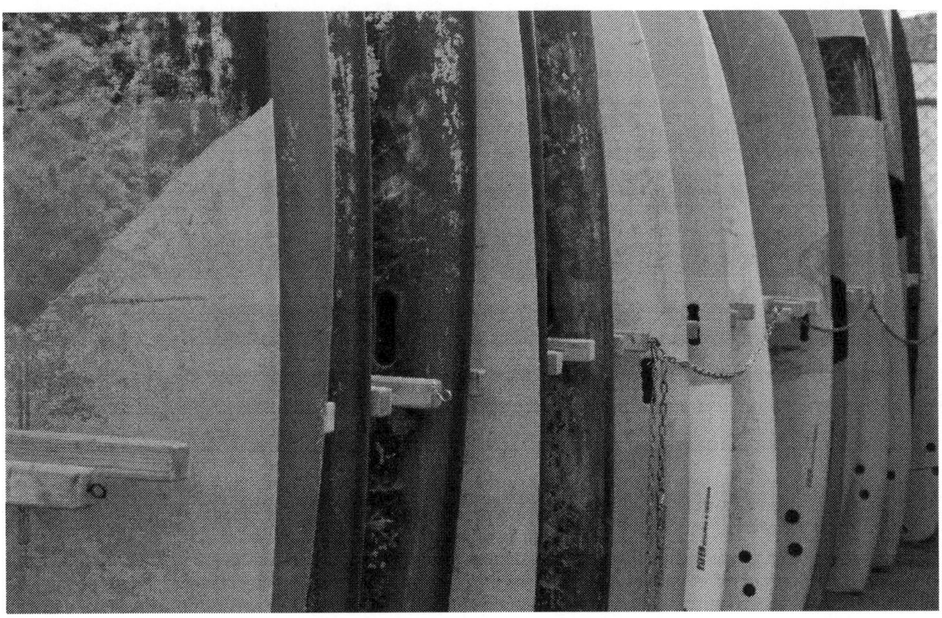

4. Safety first – Das solltest Du vor dem Start beachten!

- In ruhigem Gewässer starten. Gewöhne dich zuerst einmal an das Gefühl des Boards unter den Füßen. Konzentriere dich auf die Haltung, die Positionierung auf dem Board, das Gleichgewicht und dann das Paddeln an sich.
  In ruhigem Gewässer zu starten ist daher sehr sinnvoll. Erst wenn du dich auf dem Brett sicher fühlst und dich fortbewegen kannst, solltest du in anspruchsvollere Gebiete wechseln.

- Wind und Wetter prüfen! Es ist wichtig vor deinem ersten SUP-Start das Wetter zu prüfen und auch später solltest du immer wissen welche Bedingungen vorherrschen. Wind bedeutet Wellen, gerade am Anfang wird das die Sache erschweren. Perfekt ist eine geschützte Bucht um die ersten Paddelversuche zu starten.
  Wenn du Schaum auf dem Wasser siehst, solltest du warten bis es sich beruhigt hat, bevor du einsteigst.
  Auch vor der Sonne solltest du Respekt haben – das Wasser spiegelt die Strahlung um ein Vielfaches. Sonnenschutz ist ein Muss! Achte auch darauf genug Flüssigkeit mitzunehmen.
  Solltest du eine Tour gegen Abend geplant haben, ist es sinnvoll zu wissen wann die Sonne untergeht. Wenn du nämlich auf dem Wasser bist und noch einiges an Strecke vor dir hast, wenn es dunkel wird, kann das ziemlich böse ausgehen.
  Bei Gewitter solltest du erst gar nicht aufs Wasser gehen. Hier besteht Lebensgefahr!

- Einen Schwimmplan machen! Wenn möglich solltest du mit einem Partner oder in der Gruppe eine Stand Up Paddling Tour machen.
  Möchtest du aber lieber für dich sein, empfiehlt es sich die Route vorab genau anzusehen und einzuschätzen wie

lange du brauchen wirst.
Sag am besten jemandem Bescheid, wann du paddeln gehst, wann du wieder zurück bist und welche Route du nimmst. So kann dir im Notfall jemand schneller zu Hilfe kommen.

- Leine tragen!
  Dein Board ist die bestmögliche Schwimmvorrichtung auf dem Gewässer – wenn du es verlierst kann die Lage sehr schnell ernst werden. Es ist keinesfalls zu unterschätzen wie schnell dein Board (auch in ruhigem Gewässer!) abtreiben kann.
- Sei auf das Unerwartete vorbereitet. Wasser ist ein schwer einzuschätzendes Element – mache nicht den Fehler und denke, dass du über deine Strecke bestens Bescheid wüsstest. Erwarte lieber Hindernisse und Probleme und freue dich umso mehr, wenn alles glatt läuft.
- Kenne deine eigenen Grenzen. Eine SUP-Tour sollte in erster Linie Spaß machen und dich nicht bis zur vollkommenen Erschöpfung auszehren. Auch dein Wissenstand spielt eine große Rolle, ob du für bestimmte Reviere schon bereit bist.
- Paddle nur so weit, dass du im Notfall problemlos ans Ufer zurückschwimmen kannst.
- Achte auf die Strömungen – hier kannst du ruhig auch Ortsansässige fragen.
- Beachte die Vorfahrtsregeln!
  Es gilt:
  - Der Schiffsverkehr hat immer Vorfahrt.
  - Rechts vor Links
  - Bei Frontalkurs weichen beide nach rechts aus.
  - Fahre vorausschauend, damit du zur Not ausweichen kannst.
  - Schwimmzonen sind für Paddler tabu.

- Beherrsche das Notsignal. Wenn du in Schwierigkeiten gerätst und niemand in Hörweite ist, mache folgendes Signal: Strecke die Arme seitlich vom Körper aus, hebe sie über den Kopf und senke sie wieder. Langsam wiederholen bis jemand auf dich aufmerksam wird.

5. Step by Step Anleitung – In 10 Schritten zum erfolgreichen Start mit SUP

Das Schöne am Stand Up Paddling ist, dass man nur Material dazu braucht: ein Board, ein Paddel, ein paar Kleinteile und schon ist man startbereit.

Bevor es dann allerdings aufs Wasser geht sollte man trotzdem einige Dinge beachten:

- Bereite deinen Körper auf die bevorstehende Belastung vor. Als Sportmuffel solltest du dich nicht direkt in ein Wettrennen stürzen, sondern die ganze Sache langsam angehen. Hier tut es mit Sicherheit schon gut wenn du ein paar Mal vorher spazieren gehst.
- Bereite dein Board vor – gegebenenfalls musst du es noch aufpumpen.
- Setze die Finnen ein. Du weißt bereits, dass es je nach Gewässer verschiedene Finnen gibt. Wie du sie richtig einsetzt wird dir beim Kauf deines jeweiligen Boards erklärt.
- Bringe die Leash am Board an. Sehr wichtig! Auch das wird dir beim Kauf gezeigt.
- Gegebenenfalls musst du dein verstellbares Paddel auf die richtige Länge kürzen oder verlängern. Wenn du ein festes Paddel hast, hast du es idealerweise bereits vor deinem Start auf das richtige Maß gebracht.
- Ziehe dir geeignete Kleidung an und trage einen Sonnenschutz auf. Unterschätze die Sonne auch an kühleren Tagen nicht – ihre Intensität steigert sich durch die Reflexion des Wassers.
- Wärme dich kurz auf. 5-10 Minuten mäßig schnelles Gehen oder auf der Stelle hüpfen dürften schon genügen. So vermeidest du Verletzungen wenn die Tour direkt von Anfang an holprig wird, bevor deine Muskeln sich von der Belastung erwärmt haben.

- Jetzt kannst du die Leash anlegen. Du machst sie dir je nach Gewässer am Fußgelenk oder an der Schwimmweste fest.
- Lasse dein Board ins Wasser – achte hierbei darauf dass keine Hindernisse in nächster Nähe sind.
- Jetzt kannst du loslegen. Die ersten Meter bringst du am besten auf Knien oder im Sitzen hinter dich und dann kann der stehende Spaß beginnen!

6. Sport ist kein Mord – SUP und deine Gesundheit

Stand Up Paddling ist ein hervorragendes Ganzkörpertraining. Es erhöht die Herz-Kreislauf-Ausdauer, die Körperkraft, das Gleichgewicht und die Beweglichkeit!

Muskeln in Armen, Beinen und Rumpf werden gefordert und gestärkt. Es werden auch Muskelgruppen genutzt, die sonst kaum beansprucht werden. Dabei ist das Ganze aber super gelenkschonend!

SUP ist für jedes Alter und für jedes Fitnesslevel geeignet, da man die Intensität super einfach an die persönlichen Gegebenheiten anpassen kann.

Eine Tour auf ruhigem Gewässer beispielsweise ist auch für den ungeübten Paddler eine geringe körperliche Belastung.

Die gleichmäßige Bewegung des Paddelns baut Stress ab und entspannt den Geist.

Man kann sich auch einfach nur treiben lassen oder sogar angeln auf dem Board!

Beliebt ist auch SUP-Yoga, wobei auf dem Brett verschiedene modifizierte Yoga-Posen ausgeführt werden. Yoga wirkt generell schon beruhigend und entspannend, es erhöht die Kraft und die Beweglichkeit. Flexibilität und Ausdauer werden ebenfalls gefördert. Auf dem Board, im Wasser, wird durch die ständige Bewegung die Intensität der Praxis erhöht und du kannst leicht 400 bis 600 Kalorien in einer Stunde verbrennen!

Noch aktiver gestaltet sich das SUP-Surfing oder ein Wettrennen – hier hört man im Grunde nie auf sich zu bewegen. Dadurch entsteht ein hochintensives Training, das auch noch richtig viel Spaß macht!

7. Let's get it started – 30 aufregende SUP Touren für jedermann

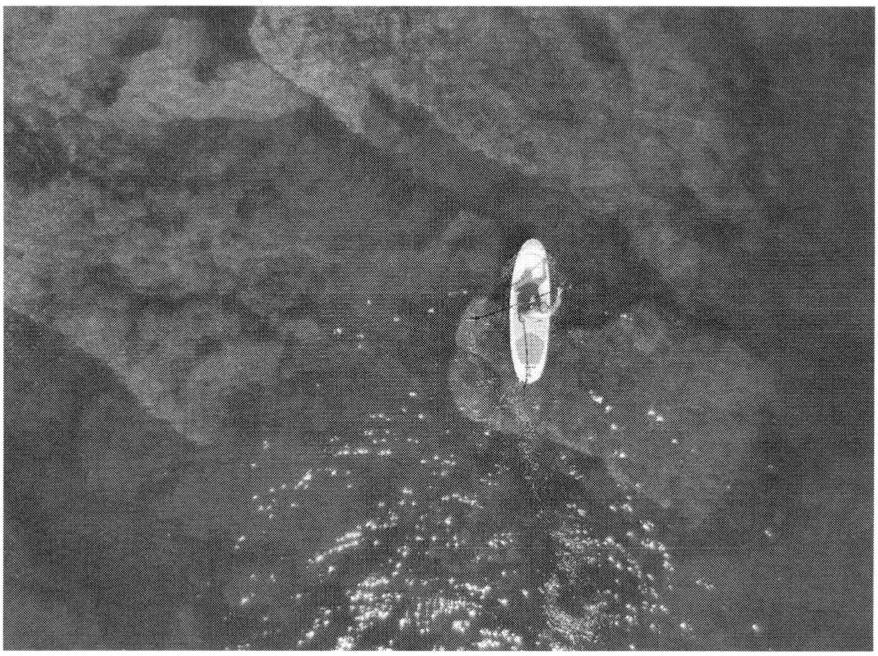

a. Städtisch

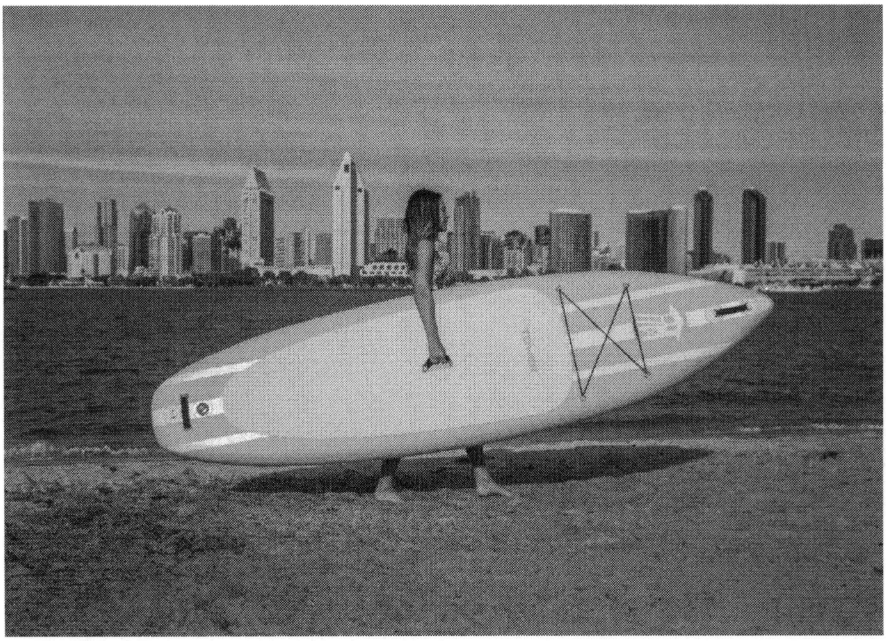

Außenalster

Auf den schmalen Wasserwegen der Außenalster kann man durch die schöne Hansestadt Hamburg paddeln und die verschiedensten Villen, Bars und Restaurants begutachten, die sich ans Ufer schmiegen. Viele Kanäle verbinden die Seen, Teiche und Flussläufe der Alster. Verschiedene Routen und Erlebnisse sind hier möglich.

Gute Ein- und Ausstiegsstellen sind beispielsweise im Alstervorland, oder Hayns Park. An beiden Orten bietet ein Steg einen guten Zugang zum Wasser.

Achtung: Auf der Außenalster und breiteren Kanälen fahren Boote. Es kann zu Wellenbildung kommen!

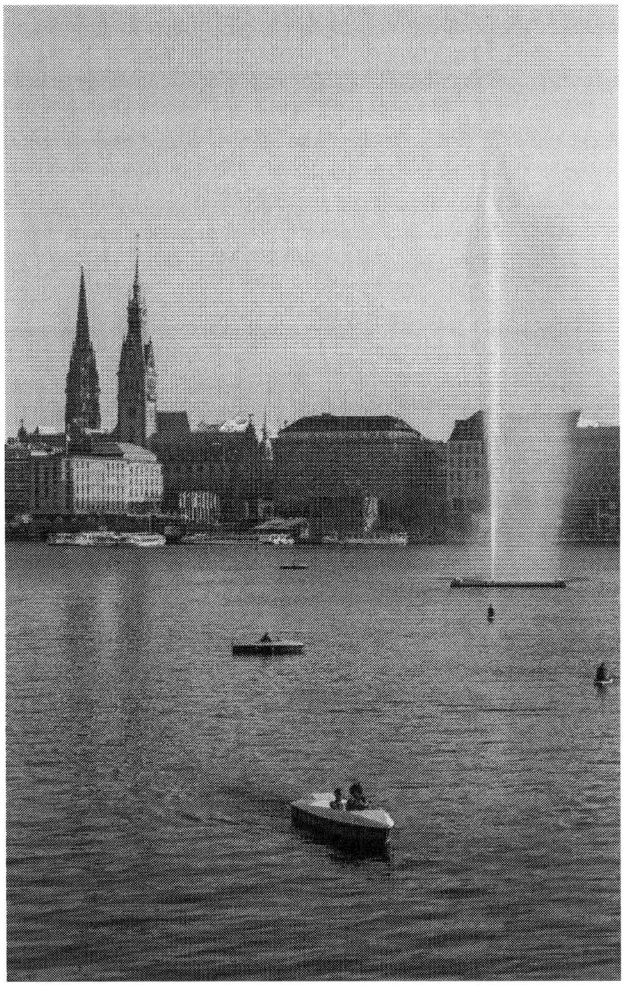

Weiße Elster

Auf alten Wasserwegen der weißen Elster kann man die Innenstadt von Leipzig entdecken. Breite Kanäle wechseln sich mit kleinen Seen und tollen Pausenplätzen ab. Die Weiße Elster entspringt in Tschechien und mündet nach 257 Kilometern in die Saale bei Halle.

Gute Ein- und Ausstiegsmöglichkeiten sind bei der Pferderennbahn (Steg rechts neben der Brücke), der Antonienstraße (großer Steg, aber teilweise privat), in der Hafenstraße (neue Kanalverbindung, kostenlose Parkmöglichkeiten direkt am Wasser) oder am Stadthafen (Bootssteg, Achtung: viele Kanus).

Achtung: Im Bereich des Stadthafens und in den größeren Kanälen verkehren viele Boote. In den ruhigeren Bereichen der Strecke sind Wasserpflanzen möglich – hier unbedingt die Finne checken. Teilweise gibt es starke Strömungen oder kleine Stromschnellen. In diesen Bereichen am besten im Knien oder Sitzen fahren.

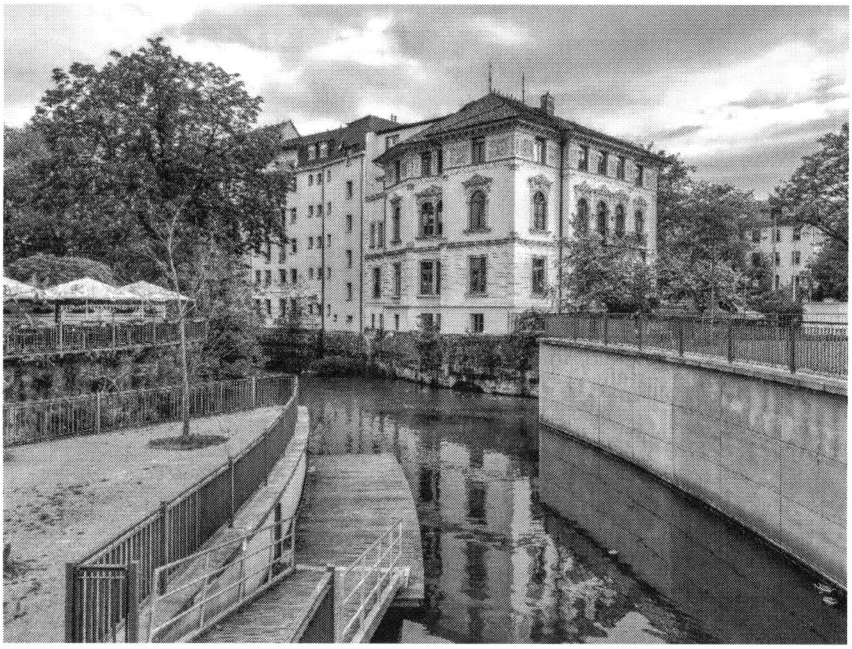

Trave

Die Trave fließt ruhig durch Lübeck, an der Altstadt und alten Speicherhäusern vorbei. Verschiede Wasserwege ermöglichen eine spannende Sightseeing-Tour vom SUP-Board aus. Die Altstadt hat eine über 1200-jährige Geschichte und bietet viele interessante Ecken.

Die Trave entspringt in Gießelrade und mündet nach 112 Kilometern bei Travemünde in die Ostsee.

Eine gute Einstiegsmöglichkeit ist bei der Musik- und Kongresshalle. Hier erfolgt der Zugang zum Wasser über einen kleinen Abhang. Ein großer Parkplatz ist direkt danebengelegen.

Der Trave kann man ca. 6 Kilometer durch die Stadt folgen und durch verschiedene Kanäle wieder zum Ausgangspunkt zurück gelangen. Eine kleine Runde dauert ca. 2 Stunden. Im Süden der Altstadt kann man mit dem SUP-Board schön die kleinen Inseln umrunden.

Achtung: An schönen Tagen herrscht ein erhöhter Schiffsverkehr. Im nördlichen Teil der Route kann man das Wasser aufgrund von hohen Wänden und Mauern teilweise nicht verlassen. Diesen Teil gut einplanen!

Wurlsee

Rund um die uckermärkische Stadt Lychen in Brandenburg liegen über sechs Seen verteilt. Ihr klares Wasser, die grünen Walder und die gute Luft macht sie zu einem Paradies für Wassersportler. Viele Seen haben ein Motorboot-Verbot, was sie für eine SUP-Tour perfekt macht.

Eine gute Ein- und Ausstiegsstelle ist die Badestelle Wurlsee. Hier gibt es eine Liegewiese und kostenlose Parkmöglichkeiten.

Am Ufer entlang kann man dem Verlauf der Seen folgen. Je nach Zeit und Lust lassen sich die verschiedenen Abschnitte ausführlicher erkunden oder es ergeben sich weitere Strecken.

Achtung: Nicht in die Seerosenfelder und Schilfgürtelfelder fahren!

b. Fluss

Flüsse zählen mit Bächen und großen Strömen zu den fließenden Gewässern.

Der Begriff Strömung lässt im Zusammenhang mit Gewässer direkt an gefährliche Strudel und Stromschnellen denken, die für einen SUPler ungeeignet sind. Diese Sorge ist in den meisten Fällen allerdings unbegründet.

Durch die geringere Breite des Wasserlaufs ist ein Fluss oft weniger anfällig für Wind und Wellen als ein offener See. Hier muss man allerdings auch immer ein wenig auf das Gefälle und die damit verbundene Fließgeschwindigkeit achten.

Wenn ein Fluss beispielsweise einen kurvenreichen Verlauf hat, so wird er an den äußeren Rändern immer schneller fließen als in der Mitte.

Bei Touren in Richtung der Strömung kann man mit wenig Anstrengung viele Kilometer in kurzer Zeit überwinden, während eine Tour flussaufwärts ein ausgezeichnetes Fitnesstraining ist.

Altmühl

Der gemächliche Fluss in Bayern windet sich an schroffen Kalkfelsen und schilfbewachsenen Ufern vorbei. Er eignet sich hervorragend für eine entspannte One-Way-Tour. Durch Wehre entstehen Staubereiche mit tieferem und stehendem Wasser. Die Quelle dieses Flusses liegt in der Nähe von Rothenburg ob der Tauber und mündet nach 226km bei Kehlheim in die Donau.

Ein guter Einstieg für die Tour ist in Pappenheim, hier gibt es einen schmalen Zugang zum Wasser und kostenlose Parkplätze oberhalb des Flusses. Zielpunkt ist direkt nach der Autobahnbrücke in Dollnstein, am rechten Flussufer. Hier sind ebenfalls gute Parkmöglichkeiten.

Diese Route dauert mit ca. 19 Kilometern etwa 5 Stunden.

Achtung: Den Pegelstand der Altmühl prüfen. Nur bei ausreichend hohem Wasserstand (mind. 90cm) ist ein entspanntes SUPen möglich.

Hochrhein

Der Abfluss des Bodensees ist mit einer Geschwindigkeit von 6-10 Km/h und seinem klaren Wasser eine schöne Strecke für eine relaxte SUP-Tour. Es geht entspannt an historischen Orten vorbei und unter alten Brücken hindurch. Im gesamten Streckenverlauf ist der Grund des Flusses zu sehen. Der Fluss mündet nach 1239 Kilometern in die Nordsee.

Einstieg ist hier in Oehningen, sehr einfach über eine Bootsrampe. Als Ausstieg eignet sich dann Büsingen, direkt neben dem Ausflugsanleger.

Diese Route ist ca. 18 Kilometer lang und dauert durch die schnelle Strömung etwa 3 Stunden.

Achtung: Teilweise herrscht auch hier ein reger Schiffs- und Bootsverkehr.

Außerhalb der Fahrrinne (durch Bojen und Pfeiler abgetrennt) kann der Wasserstand sehr niedrig sein.

Saar

Die Saarschleife als Wahrzeichen des Saarlandes beginnt kurz hinter dem kleinen Ort Besseringen und endet in Mettlach. Der Wasserlauf wird von hohen Bergen und Wäldern umrahmt.

Die Saar hat viele Staustufen – daraus ergibt sich so gut wie keine Strömung. Man kann sie in beide Richtungen befahren.

Startpunkt ist in Merzig, hier gibt es einen einfachen Einstieg über den Kanusteg. Ziel ist Mettlach, auf der rechten Seite gibt es einen Steg.

Die Route ist ca. 15 Kilometer lang und dauert bei gemütlichem Tempo ca. 4 Stunden.

Achtung: Auf Berufsschifffahrt achten.

Schwentine

Die Schwentine ist der längste Fluss Schleswig-Holsteins. Er entspringt im Osten und schlängelt sich ca. 60 Kilometer bis nach Kiel in die Ostsee. Einige Abschnitte sind komplett naturbelassen und erinnern an einen Dschungel. Durch die geringe Fließgeschwindigkeit ist es kein Problem gegen die Strömung zu paddeln.

Eine Ein- und Ausstiegsstelle ist am Gut Wahlstorf. Hier wird man gegen eine Gebühr von 2€ über ein Privatgelände eingelassen. Bei schönem Wetter hat man hier auch die Möglichkeit etwas zu trinken und zu essen.

Dem Fluss am besten ein paar Kilometer folgen und gegen die Strömung zurück zum Ausgangspunkt paddeln.

Achtung: Uferbereiche nur an gekennzeichneten Plätzen betreten um die Natur nicht zu stören. An einigen Stellen sind die Durchfahren verkrautet und Äste und Baumstämme befinden sich knapp unter der Wasseroberfläche.

Neckar

Diese Tour zieht sich von Stuttgart bis nach Marbach. Es ist eine sehr entspannte Strecke – durch die vielen Schleusen hat der Neckar keine bis eine kaum wahrnehmbare Strömung.

Eine gute Einstiegsstelle ist in Bad Canstatt beim Eisenbahn Viadukt. Hier gibt es kostenlose Parkplätze und es sind nur wenige Schritte bis zum Wasser.

Zielpunkt ist das Bootshaus und der Biergarten in Marbach. Hier kann man auf der rechten Seite aussteigen. Falls man hier kein Auto geparkt hat liegt etwa 1 Kilometer entfernt eine Haltestelle für die S-Bahn zurück nach Stuttgart.

Die Tour ist ca. 24 Kilometer lang und die reine Paddelzeit beträgt 4 Stunden.

Lippe

In NRW gelegen ist die Lippe ein 220 Kilometer langer Nebenfluss des Rheins. Die Quelle liegt in Bad Lippspringe und mündet in der Nähe von Wesel in den Rhein.

Als Einstieg eignet sich eine Stelle direkt hinter dem Lippesee.

Die Lippe hat einige Bereiche mit stärkerer Strömung. Hier sollte man sich vorsichtig nähern und die Situation erst einschätzen bevor man sich mit dem Board weiter wagt. Zur Not im Knien oder Sitzen den Teilabschnitt bewältigen.

Endpunkt ist bei der Brücke an der Straße „zur neuen Brücke". Ein Holzsteg erleichtert das Aussteigen.

Achtung: Das letzte Wehr an der Brücke bei Mantinghausen auf jeden Fall umtragen. Lebensgefahr!

Regnitz

Viel Natur gibt es entlang der Regnitz in Bamberg zu entdecken. Wenig Strömung macht diese Tour zu einem sehr entspannten Erlebnis. Fischreiher, Eisvögel und Schildkröten säumen die Ufer.

Einstieg ist am Parkplatz TSG 05 Bamberg. 100 Meter entfernt kann man das Board gut zu Wasser lassen.

Nach einer Wohnwagenanlage fließt die Regnitz durch unberührte Natur.

Achtung: An der Einmündung der Aurach nimmt die Strömung kurzzeitig stark zu.

Diese Strecke eignet sich dank der geringen Strömung dazu, die selbe Strecke für den Rückweg zum Ausgangspunkt zu nehmen.

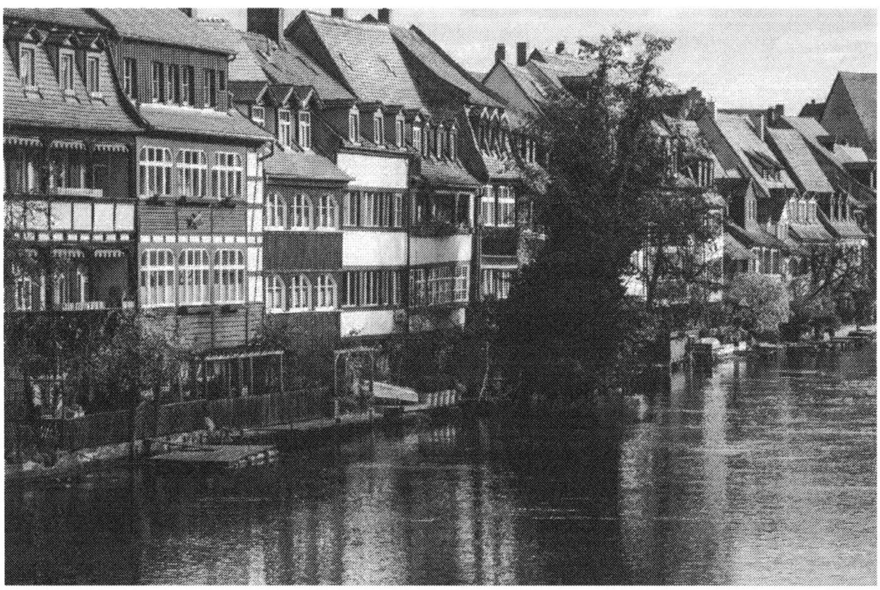

Schlei

Die Schlei ist ein Meeresarm der Ostsee und zieht sich von Kappeln bis ins Landesinnere nach Schleswig.

Die Wikinger nutzten diesen Weg im Mittelalter für ihren Handel.

Geeignete Ein- und Ausstiegstellen für eine SUP-Tour sind beispielsweise der Campingplatz Wees, die Alte Fährrampe Ost oder die Alte Fährrampe West.

Achtung: Nicht in die Schiffsgürtel einfahren. Es sind Rückzugsbereiche für Wasservögel und Laichgründe verschiedener Fischarten.

Durch die Küstennähe kommt es hier zu starken Winden. Das Wasser ist teilweise sehr trüb, Hindernisse können nicht immer rechtzeitig erkannt werden. Diese Tour eignet sich eher für erfahrene SUPler.

Werra

Die Werra in Thüringen bietet sich ideal für eine SUP-Tour an. Gestartet wird in Creuzburg. Hier kann man am Kanuverleih sehr gut ins Wasser einsteigen. Die Werra fließt ruhig, bis auf einige wenige schnellere Passagen. Die Strecke ist sehr idyllisch.

Endpunkt ist in Treffurt, hier kann man nach der Brücke bequem auf der linken Seite am Campingplatz aussteigen. Die Strecke ist 28 Kilometer lang und man braucht dafür ca. 4 bis 5 Stunden.

Müritz-Elde-Wasserstraße

Diese Tour in Mecklenburg-Vorpommern startet am Wasserwanderrastplatz Lewitzcamp in Garwitz. Die alte Elde schlängelt sich durch die Wiesenlandschaft und offenbart immer wieder neue Einblicke in die schöne Natur und die abwechslungsreiche Tierwelt.

Achtung: Für diese Tour muss man eine Schleuse passieren. Die Menschen vor Ort sind aber immer sehr hilfsbereit – also nichts wovor man Angst haben muss.

c. Meer

Küstengewässer mit ihren Felsküsten, Sandstränden, sanft abfallenden Uferbereichen und tiefblauen Wassern sind auch bei SUPlern sehr beliebt. Je nach Struktur der Küste werden die Strömung und die Wellen wesentlich von der Umgebung beeinflusst. Das Meer hat bei Niedrigwasser einen anderen Charakter als bei Hochwasser – es empfiehlt sich unbedingt den Gezeitenkalender des jeweiligen Reviers auf Ebbe und Flut zu überprüfen.

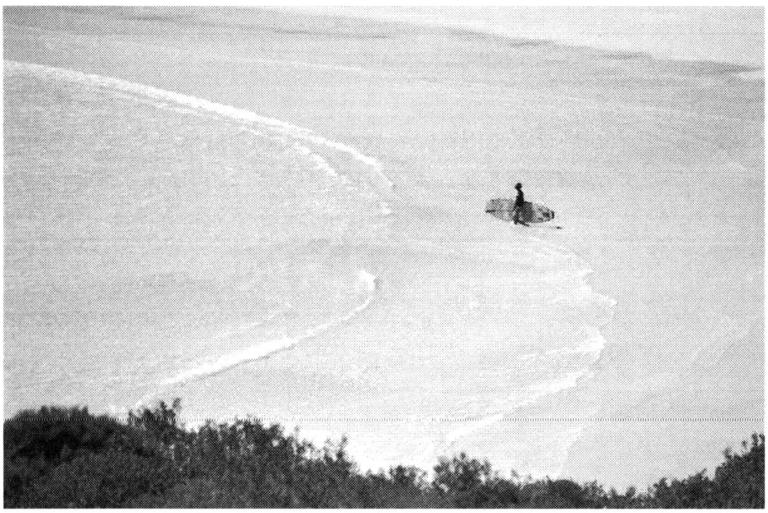

Im Meer zu paddeln ist immer eine Frage der Kondition und der Erfahrung. Hier bitte nie alleine eine Tour machen! Als Einstieg empfiehlt es sich immer vom Strand aus auf den Knien in tieferes Wasser zu paddeln.

Je weniger Erfahrung man hat, desto kleiner sollten die Wellen sein.

Sardinien – Golfo di Orosei

An der Ostküste Sardiniens, am Golfo di Orosei gibt es einige tolle Touren zu entdecken. Die Steilküste zwischen Cala Gonone und Cala Sissine ist ein Highlight.

Die Wellen sind hier auch bei mäßigem Wind sehr ordentlich und gleichmäßig.

Achtung: Reges Schiffsaufkommen!

Mallorca

Im Nordosten von Mallorca findet sich die Playa de Muro.

Man kann hier direkt am Strand einsteigen, muss aber die ersten fünf Meter durch Seegras waten.

Achtung: Hier darf man nicht direkt am Strand entlang paddeln, sondern muss direkt aufs Meer hinaus, auch wenn sich keine Schwimmer in dem Bereich aufhalten. Weiter draußen ist es direkt windiger und welliger, weswegen sich diese Tour also eher für erfahrene SUPler eignet.

Norden Spaniens

An der Playa de Puntal starten und in eine Buchteinmündung Richtung Santona paddeln. Nach kurzer Zeit ist ein Leuchtturm sichtbar. Nimmt man die selbe Strecke zurück an den Strand, kommt man auf eine kurze Strecke von ca. 4 Kilometern. Man kann sich aber natürlich noch beliebig lange auf dem Meer in der Nähe dieses schönen Strandes treiben lassen.

Achtung: Diese Tour ist nur bei ruhiger See und wenig Wind zu empfehlen.

Dänemark

Diese Tour führt an der dänischen Westküste entlang. Startpunkt ist in Nymindegab am Ringkoebing Fjord. Hier kommt man in 3 bis 4 Stunden an den Henne Strand und wieder zurück.

Zwar ist die Landschaft nicht sonderlich abwechslungsreich aber die Strecke ist trotzdem spannend und wunderschön. Wenn man Glück hat, begegnet man einem einheimischen Krabbenfischer.

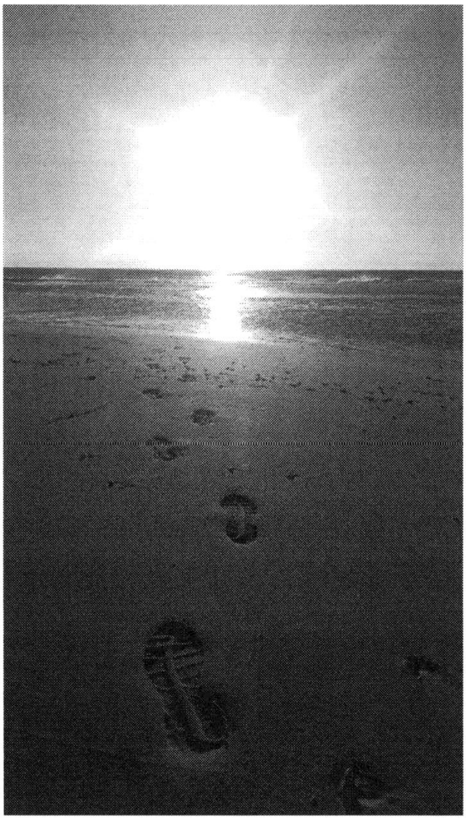

d. See

Klassische Badeseen zählen zu den stehenden Gewässern. Diese Gewässer werden auch Binnenseen oder Stillgewässer genannt und sind mit ihrer überschaubaren Fläche und geringen Wassertiefe die Top-Adresse für SUPler.

Ein flach abfallendes Ufer oder ein Stehbereich mit Sand oder Kies gibt auch dem ungeübten Paddler eine gewisse Sicherheit.

Es gibt eine ganze Bandbreite an stehenden Gewässern:

Tiefere und größere Seen können eher Wellen schlagen und unberechenbarer sein, aber für geübte SUPler kein Hindernis darstellen.

Auch Altarme von Flüssen zählen dazu. Sie sind verwinkelte, ruhige und einsame Wasserwege, die kaum Strömung aufweisen und nicht mehr direkt mit dem Fluss verbunden sind. Hier kann man viel von der Natur, der Tier- und der Wasserwelt entdecken.

Auch Kanäle, wenn sie nicht gerade von großen Schiffen befahren werden, eignen sich als stehende Gewässer hervorragend für eine SUP-Tour.

Ammersee

Der Ammersee liegt rund 40 Kilometer westlich von München und lädt mit seinen langgezogenen Ufern und ausgedehnten Grünzonen zu einer entspannten One-Way-Tour ein.

Der 46 km^2 große See lässt sich komplett überblicken. Mit seiner Tiefe von maximal 81 Metern, und einer Ausdehnung von 15 x 5,3 Kilometern, ist er ein Paradies für Schiffe, Segelboote und Wassersportler.

Ein bequemer Einstieg ist in Schondorf, direkt links neben dem Schiffsanleger. Hier gibt es kostenlose Parkmöglichkeiten an der Straße.

Achtung: Bei schönem Wetter können Hitzegewitter zu starkem Wind führen. Im Süden des Sees, um das Mündungsgebiet der Ammer besteht aufgrund eines Naturschutzgebietes ein Befahrungsverbot.

Behler See

Der Behler See, zwischen Timmdorf und der Stadt Plön in der Schweiz gelegen, wird von der Schwentine durchflossen. Er ist in eine hügelige Landschaft eingebettet und von Wäldern, Wiesen und Feldern umgeben.

Er ist ca. 3,3 km² groß und hat eine maximale Tiefe von 43 Metern. Einsame Buchten und kleine Inseln laden zum Entdecken ein.

In Timmdorf gibt es einen guten Zugang am öffentlichen Badeplatz.

Die Route am Ufer des Sees entlang ist ca. 14 Kilometer lang und dauert 4 Stunden.

Achtung: Es verkehren Boote, was zu einer vermehrten Wellenbildung führen kann. Auf den offenen und freien Flächen herrscht außerdem zum Teil ein starker Wind.

Bleilochtalsperre

Die Bleilochtalsperre in Thüringen ist durch die Aufstauung der Saale entstanden und gilt als der wasserreichste Stausee in Deutschland. Der See zieht sich wie eine Schlange durch das grüne Tal der Saale und wird von kleinen Buchten, Wäldern, steilen Hängen und schroffen Klippen umrundet. Er ist ca. 9 km^2 groß und hat bei einer Länge von 28 Kilometern eine maximale Tiefe von 55 Metern.

Ein guter Einstiegspunkt liegt in Saalburg- hier gibt es flaches Wasser und kostenlose Parkplätze.

Achtung: Der Wind kann durch den schmalen Verlauf des Sees verstärkt werden und sehr böig sein.

Bodensee

Im Dreiländereck, im östlichen Teil des Bodensees, liegt das Städtchen Lindau. Mildes Klima und klares Wasser laden hier zum SUPen ein. Ein guter Einstieg ist an der Schindlerwiese.

Der Obersee (Teil des Bodensees) ist ca. 473 km² und weist eine maximale Tiefe von 251 Metern auf. Die Route kann durch die enorme Größe des Sees sehr gut variiert werden.

Achtung: Im Bodensee herrscht reger Bootsverkehr. Unbedingt auch die Wettervorhersage beachten – Stürme und starker Wind treten recht oft auf.

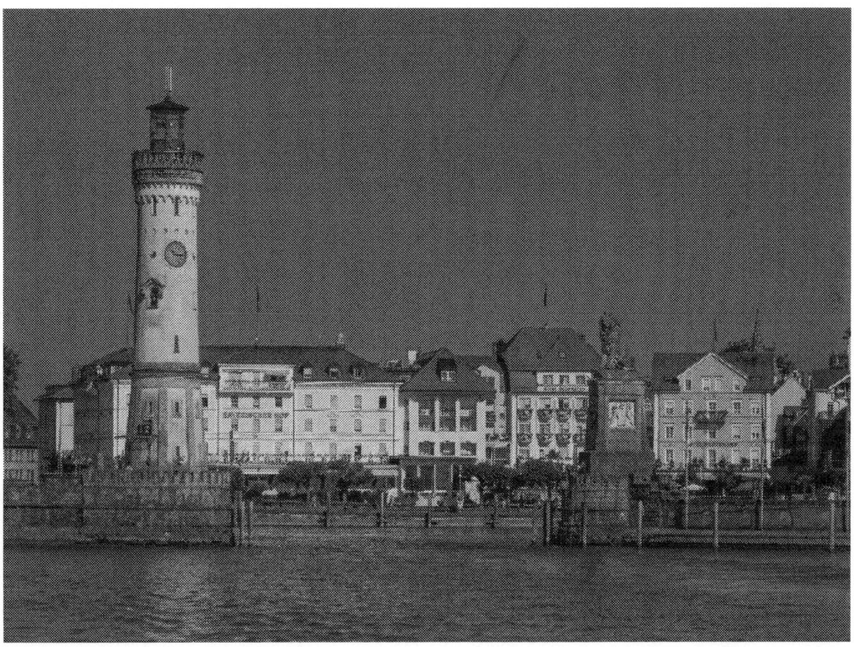

Chiemsee

Im Alpenvorland liegt dieser große See im Chiemgau eingebettet. Es erwartet dich ein grandioser Blick über das Wasser auf große und kleine Inseln und traumhafte Buchten bis hin zu den Alpen.

Der See ist ca. 80 km² groß und hat eine maximale Tiefe von 73 Metern. Gute Ein- und Ausstiegsmöglichkeiten sind das Strandbad Schraml, das Strandbad Rimsting und das Strandbad Breitbrunn.

Auf dem See kann man schön den ganzen Tag auf dem Board verbringen.

Achtung: Aufgrund von Naturschutzzonen herrscht ganzjährig Befahrungsverbot im südlichen und westlichen Teil der Herreninsel sowie im Bereich der Mündung der Tiroler Achern.

Schnell fahrende Ausflugsboote beachten!

Plötzlich auftretende Gewitter kommen oft vor – unbedingt also die Wettervorhersage prüfen.

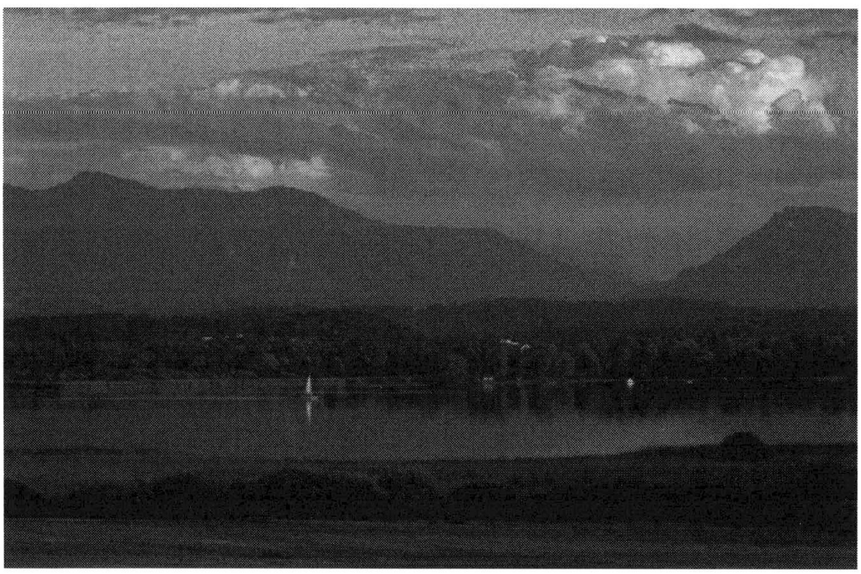

Kochelsee

Im bayrischen Voralpenland gelegen, bietet der Kochelsee eine abwechslungsreiche Tour. Tiefes und klares Wasser und steile Berghänge wechseln sich mit flachen Uferzonen ab. Der See ist ca. 6 km^2 groß und hat eine maximale Tiefe von 66 Metern.

Ein guter Start- und Endpunkt ist in Kochel am See, hier eignet sich der öffentliche Badeplatz als Einstieg.

Achtung: Mitunter ist das Wasser sehr flach. Vorrausschauend fahren und Ufer beachten! Vor den Bergen können bei warmem Wetter ab mittags starke Fallwinde auftreten.

Rurtalsee

Im Nationalpark Eifel in NRW bietet der Stausee durch seinen geschwungenen Verlauf viele hübsche Plätze zum Erkunden. Motorboote sind hier nicht erlaubt, also ist Ruhe und Gelassenheit schon vorprogrammiert.

Um hier zu SUPen ist eine Erlaubnis notwendig! Diese ist gegen eine geringe Gebühr an verschiedenen Stellen zu erwerben. Die Plakette muss dann gut sichtbar am Board angebracht werden.

Der See ist ca. 7,8 km^2 groß und an seiner tiefsten Stelle maximal 68 Meter tief.

Ein guter Start- und Endpunkt ist der Campingplatz Rursee. Hier gibt es eine SUP-Station für den Einstieg. Auch die Erlaubnisplakette kann direkt hier erworben werden.

Achtung: Die Uferzonen können matschig sein. Durch die tiefe Lage des Wassers und die vielen Buchten kann es zu starken Winden und Verwirbelungen kommen. Unbedingt mit Leash SUPen!

Schluchsee

Im Schwarzwald ist der Schluchsee der am höchsten gelegene Stausee in Deutschland. Ruhige, unbebaute Ufer und klares Wasser zeichnen diesen See aus. Aufgrund der Höhe ist es hier ganzjährig kühl und erfrischend. Er ist ca. 5,1 km² groß und maximal 60 Meter tief.

Ein- und aussteigen kann man hier bequem über das Strandbad, eine kleine Bucht am Schluchseewerk oder am Seebrugg. Routen lassen sich beliebig durchführen. Den See zu umrunden dauert bei flottem Tempo ca. 4 Stunden.

Achtung: Temperaturen des Wassers nicht unterschätzen. Auch im Hochsommer ist es kalt.

Schweriner See

Der Schweriner See ist ca. 61 km^2 groß und 52 Meter tief. Im südlichen Teil kann man vom klaren Wasser aus das beeindruckende Schweriner Schloss begutachten. Kleine Inseln und lauschige Buchten gibt es zu entdecken. Der Zippendorfer Strand eignet sich für eine ausgiebige Pause mit Snacks und Getränken und Sand zwischen den Zehen.

Gute Ein- und Ausstiegstellen für Touren auf dem See sind die Schwimmende Wiese (hier gibt es Stufen für den Einstieg), oder der Zippendorfer Strand (über einen Bootssteg).

Achtung: An- und Ablegestelle der Ausflugsboote liegen nahe an den Einstiegsstellen. An schönen Tagen herrscht reger Verkehr auf dem Wasser. Der Wind kann an diesem See sehr schnell und plötzlich auftreten- unbedingt mit Leash SUPen!

Senftenberger See

Dieser See befindet sich an der Grenze von Nieder- und Oberlausitz bei der Stadt Senftenberg. Er wurde künstlich durch die Flutung eines ehemaligen Braunkohle-Tagebaus angelegt. Grüne Kiefernwälder säumen den See mit dem sehr klaren Wasser. Er ist ca. 11 km^2 groß und maximal 25 Meter tief.

Gut Starten und Beenden kann man eine Tour am Strand Großkoschen im flachen Wasser, im Stadthafen Senftenberg oder am Niemtscher Strand.

Am Ufer entlang ist die Route ca. 17 Kilometer lang und dauert 4 Stunden.

Achtung: Die Insel in der Seemitte darf nicht betreten werden. Hohe Rutschgefahr des Untergrundes!

Silbersee

Der Silbersee ist ein Baggersee in Rheinland-Pfalz, der teilweise noch zur Kies- und Sandgewinnung genutzt wird. Das Grundwasser fließt in diesen See ein, weshalb sein Wasser so klar ist. Er ist ca. 1,4 km² groß und maximal 12 Meter tief.

Ein Ein- und Ausstieg ist direkt am Badestrand möglich. Eine komplette Umrundung des Sees ist in etwa 2 Stunden zu schaffen.

Sorpesee

Im Sauerland gelegen dient der Sorpesee zur Wasserregulierung und Wasserversorgung der umliegenden Gemeinden und Städte. Er hat dadurch eine sehr hohe Wasserqualität und einen großen Freizeitfaktor. Er ist ca. 3,3 km^2 groß und hat eine maximale Tiefe von 60 Metern.

Ein- und Aussteigen kann man in Langscheid, hier ist ein einfach Zugang zum Wasser in der Nähe der Schiffsrampe gegeben oder am Vorstaubecken, wo man auch gut einsteigen kann.

Eine Umrundung dauert ca. 3 Stunden.

Achtung: Der See ist schlauchartig aufgebaut, wodurch es zu böigen und starken Winden kommen kann.

8. Top secret – Insidertipps

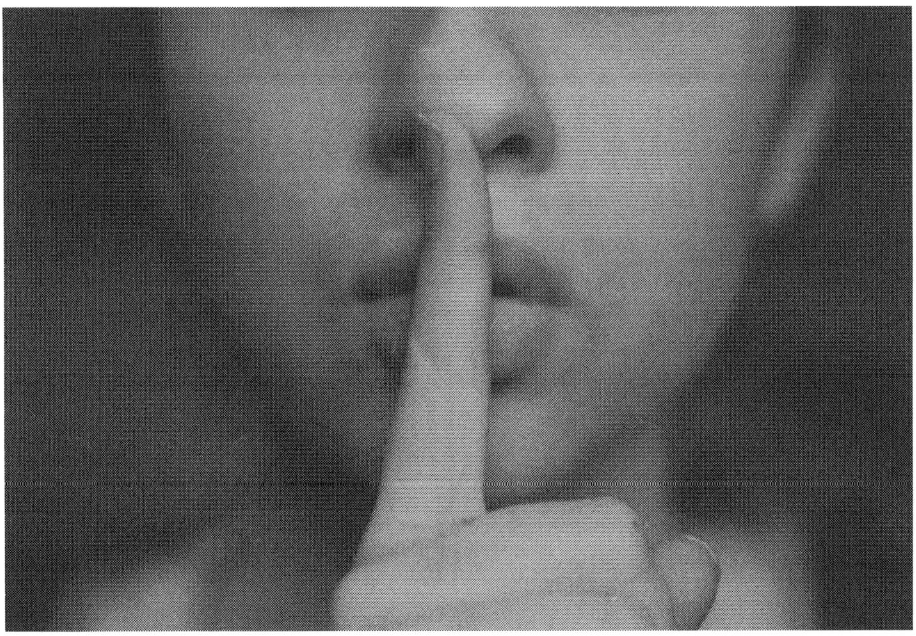

a. Halte Ausschau

Dahin wo sich dein Blick richtet, wird dein Körper folgen. Gerade am Anfang neigt man beim SUP dazu auf seine Füße zu schauen – hier ist die Gefahr groß, dass man sehr schnell baden geht.

Besser ist es den Kopf hoch zu halten und die Augen auf den Horizont zu richten, beziehungsweise an den Punkt, an den man gelangen möchte.

Die Richtung wird somit durch die Körperanspannung subtil vorgegeben.

Auch das Paddeln wird dir sehr viel leichter fallen, wenn du deinen Blick nicht nach unten richtest. Durch die Körperhaltung kommst du viel effizienter voran und die Tour wird deutlich mehr Spaß machen.

b. Richtige Größe wählen

Beim Paddel, sowie beim Board solltest du unbedingt die richtige Größe wählen. Lasse dich dazu am besten vorher in einem SUP-Geschäft beraten.

Das Paddel sollte deine Körpergröße um ca. 20 bis 25cm überragen.

Die Größe vom Board hängt von verschiedenen Faktoren ab: welche Gewässer du überwiegend befahren möchtest, deiner Körpergröße und deinem Gewicht.

Als Faustregel gilt: Je kleiner das Board, desto instabiler ist es auf dem Wasser. Du kannst deine optimale Plattengröße durch das Plattenvolumen bestimmen. Es sollte immer mindestens dein Körpergewicht an Volumen betragen. Beträgt dein Körpergewicht beispielsweise 10 Kilogramm mehr als das Volumen deines Boards, wird es sich wackelig anfühlen. Liegt dein Körpergewicht dagegen 15 Kilogramm unter dem Volumen des Boards, wird es sich sicher und stabil anfühlen.

Ein Board mit mehr Volumen fühlt sich automatisch stabiler an. Im Zweifelsfall immer das größere Board wählen!

c. Plane keine zu lange Strecke

Gerade am Anfang neigt man gerne dazu sich in Feuereifer in das nächste neue Abenteuer zu stürzen. Auch hier sollte man besonnen vorgehen. Bevor es losgeht solltest du dir eine machbare Tour aussuchen. Wieviel Kilometer kannst du am Tag maximal paddeln? Denke auch immer daran, dass Wind und Wetter die Tour beeinflussen können. Am Anfang wird eine Strecke von 10 bis 15 Kilometern auf jeden Fall ausreichen. Du möchtest bestimmt auch mal eine Pause machen? Probiere es einfach mal aus – besser sich von Tour zu Tour zu steigern, als sich beim ersten Mal direkt komplett zu überschätzen und im schlimmsten Fall sogar die Lust daran zu verlieren!

d. Ausreichend Verpflegung

Wenn du einen ganzen Tagesausflug auf dem SUP-Board planst, solltest du dir vorher überlegen was du dir an Proviant mitnimmst. Selbst wenn du an bewohnten Gebieten vorbeikommst und dir schon vorher überlegt hast, wo du vielleicht einkehren möchtest: Wasser ist Pflicht!

Auch wenn die Sonnen nicht so sehr vom Himmel scheint, eine SUP-Tour ist immer mit körperlicher Aktivität verbunden und damit du dich nicht überstrapazierst, solltest du dich mit genügend Flüssigkeit versorgen. Lieber eine Flasche Wasser mehr einpacken! Du kannst deine Verpflegung leicht im Gepäcknetz deines Boards verstauen.

e. Ausreichend Pausen machen

Wer lange unterwegs ist, wird früher oder auch später das Bedürfnis verspüren eine Pause zu machen. Das ist auch ganz natürlich – dein Körper braucht Zeit um die Energiereserven wieder aufzufüllen. Plane entweder vorab ausreichend Pausen in deine Tour ein oder schau spontan unterwegs nach einer guten Möglichkeit zum Anlegen. Auf dem SUP-Board direkt kannst du aber auch Pause machen: Einfach hinsetzen und ans Ufer paddeln.

f. Respektiere die Natur

Weniger ein Tipp, sondern eher ein Appell: Respektiere die Natur! Nimm deinen Müll wieder mit, achte auf Naturschutzgebiete, fahre nicht in Schilfgebiete oder andere mögliche Brutstätten verschiedener Tiere. Laute Musik sowie lautes Schreien auf dem Board sind nicht angebracht. Trinke keinen Alkohol auf dem Board und behandle die Natur vorsichtig. Nur so können wir sie für künftige Generationen noch so erhalten wie wir sie erleben dürfen.

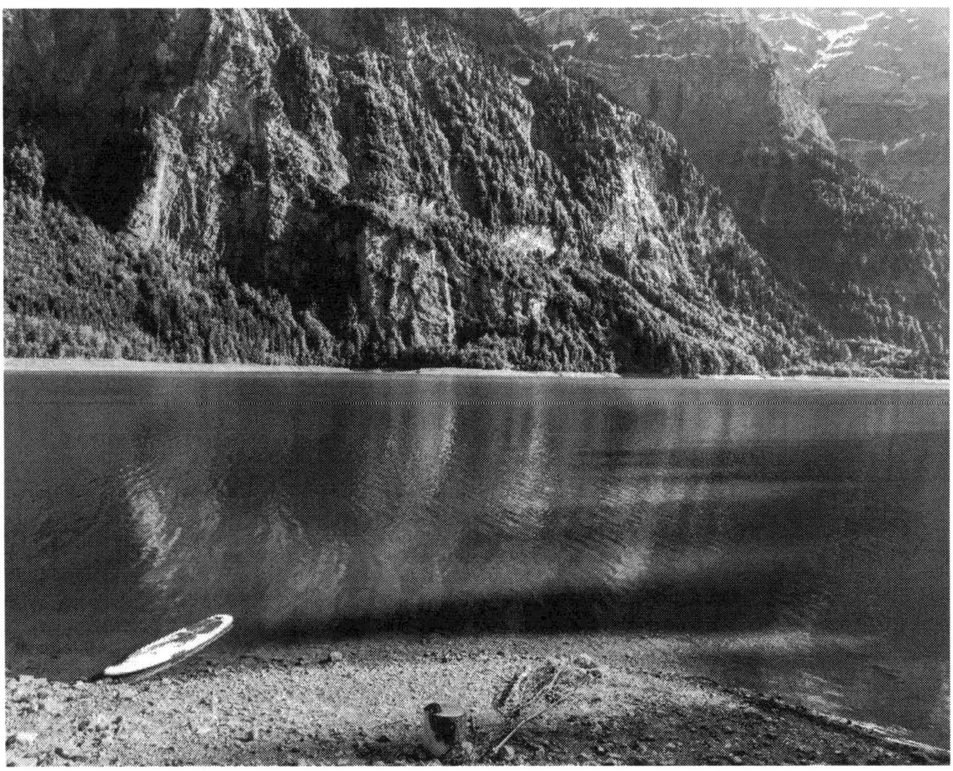

g. Mache die Tour nicht alleine

Es empfiehlt sich eine SUP Tour immer mindestens zu zweit zu machen. Zum einen aus naheliegenden Sicherheitsgründen: Sollte tatsächlich etwas passieren, kann dir dein Mitstreiter sofort Hilfe zuteil kommen lassen. Aber auch die schönen Momente sind doch noch schöner, wenn man sie mit jemandem teilen kann.

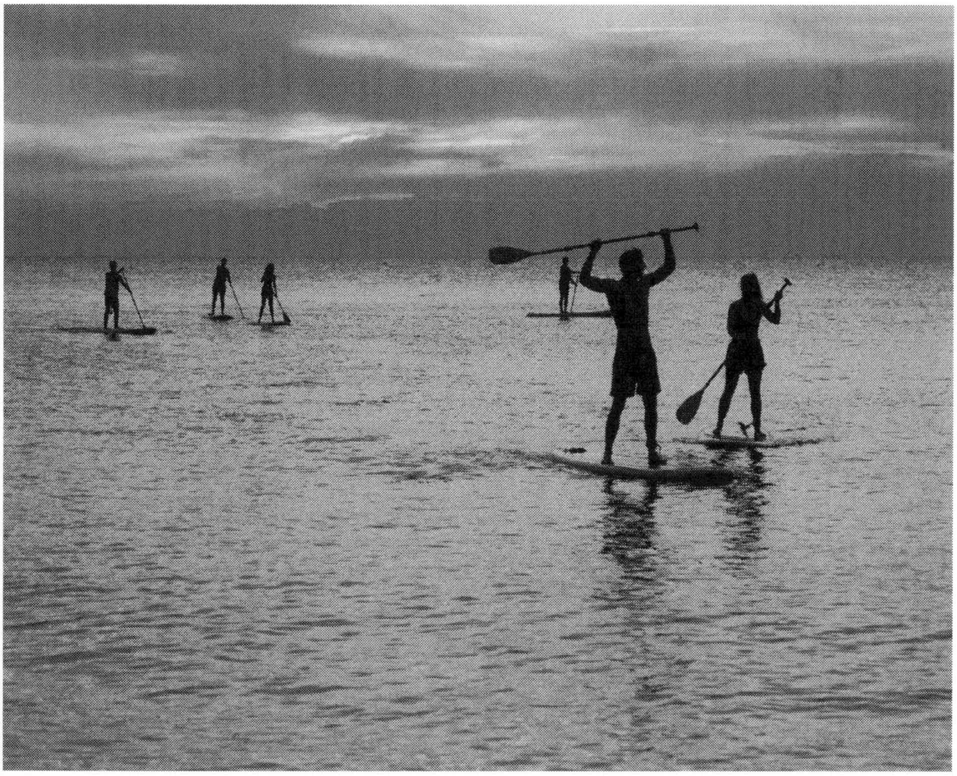

9. Time to say goodbye – Schlusswort

Die Ursprünge des Stand Up Paddlings gehen weit zurück auf die Fischerkultur der polynesichen Inselvölker und wurden in der Moderne auf Hawaii wiederbelebt. Seine Geschichte ist noch lange nicht beendet.

Das SUP ist inzwischen so gut wie auf jedem Gewässer heimisch geworden und findet immer mehr begeisterte Anhänger.

Es kann alles sein: Naturerlebnis pur, ein fantastisches Fitnesstraining, ein Familienausflug oder eine Wellenritt.

Das beste daran ist: Die Grundzüge sind für jeden leicht erlernbar.

Wenn du die Tipps in diesem Buch befolgst, bist du schon auf dem besten Weg ein toller SUPler zu werden. Und nun: Ab aufs Wasser!

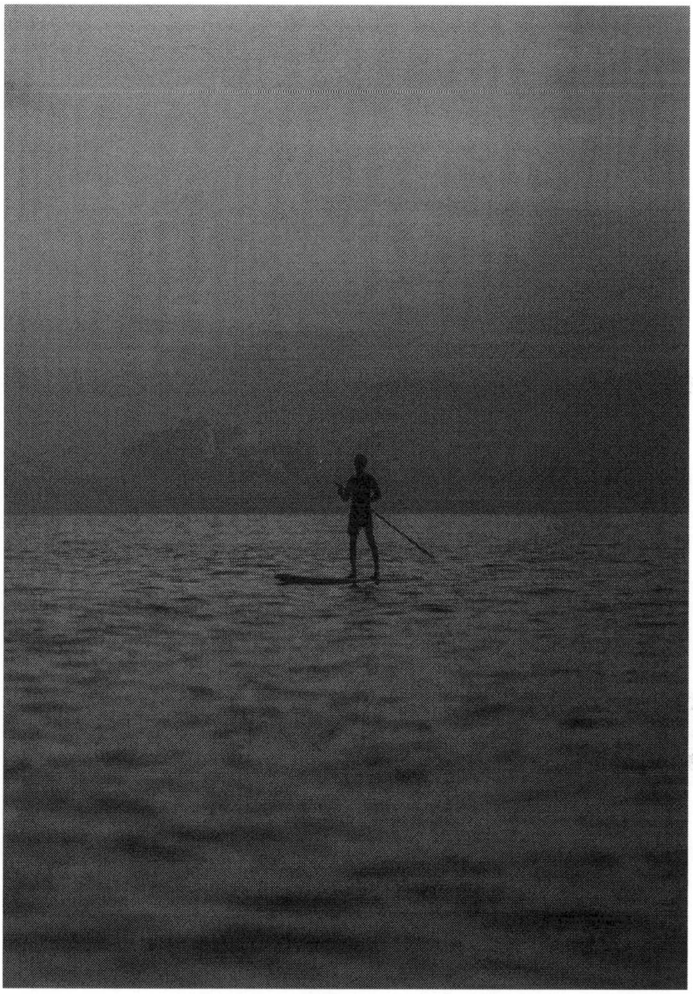

10. Dein Weg zum persönlichen und kostenlosen Online-Coaching

Durch das Buch erhältst du zusätzlich Zugang zu einem gratis Online-Coaching. Solltest du Fragen haben oder Tipps benötigen, kannst du uns jederzeit kontaktieren. Deine konkreten Fragen kannst du sehr gerne an folgende E-Mail Adresse adressieren:

bkwmmedia@gmail.com

Wir werden uns persönlich unverzüglich um deine Anliegen kümmern, und dir zeitnah und völlig kostenlos mit Rat und Tat zur Seite stehen.

Liebe Grüße

Eure SUP Experts

11. Impressum

© SUP Experts

wird vertreten durch

Auctum Media
Schönbuchstraße 49
70565 Stuttgart-Rohr

Erscheinungsjahr des Buches: 2020

Quellen

https://www.sup.de/ursprung-des-stand-up-paddelns/

https://www.brettsport.de/sup/frag-den-sup-spezi/wer-hat-das-stand-up-paddling-erfunden

https://www.zeit.de/sport/2018-09/stand-up-paddling-sport-weltmeisterschaft-surfer-kanuten

https://www.sup-venture.de/informationen/was-ist-supen

https://www.spiegel.de/gesundheit/ernaehrung/stand-up-paddling-die-trendsportart-trainiert-den-ganzen-koerper-a-1207246.html

https://www.fitness-factory.net/stand-up-paddling-ausruestung-was-brauche-ich-als-anfaenger/

https://wellenliebe.de/sup-board-test/

https://wellenliebe.de/sup-zubehoer/#

SUP-Reiseführer Deutschland: Die 50 schönsten Routen für Stand-Up-Paddling – Jan Meesen

SUP – Stand Up Paddling: Material – Technik – Spots – Christian Barth

SUP für Anfänger: Der Einstieg in die Welt des Stand-up-Paddeln – Stefan Weick

Trendsport Stand Up Paddling: Alles über das Abenteuer SUP für Einsteiger – Emil Klose

Bildquellen: unsplash.com, icons8.de

Printed in Poland
by Amazon Fulfillment
Poland Sp. z o.o., Wrocław

76868365R00052